— 全国高等职业教育康复治疗技术专业新形态规

康复医学导论

（供康复治疗技术、中医康复技术、
运动健康指导、体育保健与康复等专业使用）

主　编　阎小芹

中国协和医科大学出版社
北　京

内容提要

本教材是“全国高等职业教育康复治疗技术专业新形态规划教材”之一，系根据本套教材的编写指导思想和原则要求，结合专业培养目标和本课程要求的教学目标编写而成，内容涵盖了残疾学、功能障碍、康复医学的工作方式和流程等。此外，本教材还增加了丰富的数字资源，包括微课、课件、思维导图、岗位对标考试等知识点总结、能力测试等，丰富了教材内容，增强了线上和线下教学的联动性，以提升学生学习的主动性和积极性。

本教材主要供康复治疗技术、中医康复技术、运动健康指导、体育保健与康复等专业使用，还可作为康复医学工作者的参考书。

图书在版编目（CIP）数据

康复医学导论 / 阎小芹主编. -- 北京：中国协和医科大学出版社, 2025. 7. -- (全国高等职业教育康复治疗技术专业新形态规划教材). -- ISBN 978-7-5679-2640-0

Ⅰ. R49

中国国家版本馆CIP数据核字第2025F9C602号

主　　编　阎小芹
策划编辑　魏亚萌
责任编辑　魏亚萌　张仟姗
封面设计　邱晓俐
责任校对　张　麓
责任印制　黄艳霞
出版发行　**中国协和医科大学出版社**
（北京市东城区东单三条9号　邮编100730　电话010-65260431）
网　　址　www.pumcp.com
印　　刷　三河市龙大印装有限公司
开　　本　889mm×1194mm　1/16
印　　张　7.5
字　　数　200千字
版　　次　2025年7月第1版
印　　次　2025年7月第1次印刷
定　　价　42.00元

全国高等职业教育康复治疗技术专业新形态规划教材建设指导委员会

全国高等职业教育康复治疗技术专业
新形态规划教材数字教材建设指导委员会

编者名单

主　　编　阎小芹

副 主 编　吴　林　刘福泉

编　　者（按姓氏笔画排序）

刘福泉（沧州医学高等专科学校）

李玉茹（山东药品食品职业学院）

吴　林（菏泽医学专科学校）

赵长磊（潍坊市益都中心医院）

赵秀蕊（濮阳医学高等专科学校）

徐娜娜（潍坊护理职业学院）

阎小芹（潍坊护理职业学院）

数字教材编者名单

主　　编　阎小芹

编　　者（按姓氏笔画排序）

李玉茹（山东药品食品职业学院）

徐娜娜（潍坊护理职业学院）

阎小芹（潍坊护理职业学院）

出版说明

随着我国人口老龄化加速、慢性病患病率上升及全民健康意识增强，康复治疗技术已成为现代医疗体系的重要支柱。《“健康中国2030”规划纲要》提出，要加强康复等急需紧缺专业人才培养培训，加大康复治疗师等健康人才培养培训力度。当前，我国康复治疗师缺口高达数十万人，专业人才培养迫在眉睫。同时，智能康复设备、数字疗法等新技术的应用，要求从业者兼具传统康复技能与数字化工具操作能力。在此背景下，职业教育作为技术技能人才培养的主阵地，亟需建设适应产业升级、符合岗位需求的新型教材体系，为培养高层次、专业化人才奠定基础。

本套教材以实践科学发展观为指导思想，以服务教学、指导教学、规范教学、适应我国医学教育改革为宗旨，立足高等职业教育教学实际，以胜任能力培养为目标，使课程设置与理论实践紧密衔接，突出教材内容的实用性、先进性、科学性和通用性。本套教材为新形态教材，具体体现为：体现教育改革精神与职业教育特色；注重产教融合，突出实践教学；以实际操作技能为导向，融入新技术、新方法；融合思政，强化价值引领；以学生为中心，丰富模块设计；纸质教材与数字教材融合；教材编写在贯彻职业教育理念的同时，亦充分体现现代化的教育思想和方法，以全面提升学生的创新精神、人文素养、胜任能力等综合素质，培养适应医疗卫生体制改革的复合型和应用型人才。

同时，本套教材的编写遵循教材编写的基本规律，秉持“三基、五性、三特定”的原则，注重基础理论、基本知识和基本技能的培养，内容深度和广度适应全国高等职业教育的需求。教材编写以康复治疗技术专业的培养目标为导向，着重培养学生的职业技能，满足职业岗位需求、学生学习需求和社会需求。教材内容涵盖了康复治疗领域工作岗位所需的知识、技能和素质，帮助学生全面理解工作岗位，培养学生科学的临床思维和学习方法，以满足社会对学生知识和技能的要求，强调培养学生的创新能力、信息获取技能和终身学习能力，确保教材的启发性。在编写过程中，我们充分考虑到高等职业教育的多样性，确保教材既能适应不同院校的需求，又能满足学生毕业时的知识和技能要求。

本套教材涵盖康复评定技术、运动疗法技术、作业治疗技术等17门课程，定位清晰、特色鲜明，具有以下特点。

一、构建高质量、互动性强的创新形态教材体系

本系列教材为创新形态教材，教材所有内容，均实现数字化呈现；同时，为纸质教材提供配套教学视频、微课、思维导图、教学课件、在线练习等丰富教学资源，学生可直接获取与教材内容相关联的课程资源；支持多媒体资源嵌入与实时更新；配套的数字教材平台，支持在线教学、资源共享、数据分析等功能，实现教学全流程数字化管理，满足多样化教学需求。这种创新的学习方式，不仅提高了教学效果，也丰富了学习体验，使学习更加便捷，提升了学生的学习积极性和主动性。

二、强化价值引领，助推专业教育与思政教育相融合

本套教材以专业知识为载体，以思政教育为引领，深度挖掘专业课程蕴含的思政资源，巧妙融入教材内容，全方位助推专业教育与思政教育深度交融，培育德技兼修人才。在教材编写中，我们注重以康复案例为切入点，将社会主义核心价值观、医者仁心的职业精神、中华优秀传统文化等思政元素自然融入专业知识点。引导学生树立正确的职业价值观，具备社会责任感，在实践教学环节强化人文关怀培养，使学生在掌握专业技能的同时，自觉践行“健康所系，性命相托”的医者担当。

三、体现教育改革精神与职业教育特色

本套教材深入贯彻国家职业教育改革精神，坚持以人为本、能力为重，强调实践操作和技能培训，注重培养学生的职业素养和实际工作能力。内容贴近职业实践，力求使学生能够顺利进入职业领域，成为胜任基层医疗机构或康复治疗相关岗位的高级技术型专业人才。编写过程中，我们注重教材内容与实际工作岗位匹配，确保教材内容符合基层实际工作的需求。

四、注重产教融合，突出实践教学

高等职业教育强调产教深度融合，创新培养模式，这是职业教育的重要发展方向。本套教材的建设始终把提高人才培养质量放在首位，密切联系实际，突出实践教学，将专业内容设置与行业需求对接；推动教学与行业技术发展同步，使课程内容与职业标准对接；完善职业教育教学过程机制，使教学过程与实际工作过程对接。

五、贴合考试，对接行业需求

本教材严格遵循《国家职业教育改革实施方案》及职业教育规划教材建设要求，以康复治疗师职业标准为核心，将岗位技能、职业技能竞赛、职业资格考试内容有机融入教材，实现“岗课赛证”融通，助力学生无缝对接行业需求。

六、以学生为中心，丰富模块设计

考虑到职业教育学生的年龄和学习特点，本套教材的模块设置丰富多样，包括案例导入、思维导图、考试知识点总结、习题等模块。这种结构不仅有助于学生理解和记忆知识点，还能提高学生的学习兴趣和学习效果。每个模块设计精细，既有理论讲解，又有实践应用，旨在全面提升学生的综合素质。

希望本套教材的出版，能够推动高质量康复治疗技术专业人才的培养，促进我国康复治疗专业领域的教材建设与教育发展，为促进我国康复事业的发展和保障人民健康作出积极贡献。

前　言

为深入贯彻落实党的二十大精神，贯彻落实《关于深化现代职业教育体系建设改革的意见》，主动对接“健康中国2030”战略需求，适应新时期智慧医疗与康复技术融合发展新趋势，《康复医学导论》肩负起为康复治疗技术专业学生提供系统、科学、实用知识的重任。本教材紧扣高等职业院校人才培养目标，紧密结合临床需求，以培养具备扎实专业技能、良好职业素养和创新思维的康复治疗技术专门人才为目标，进一步优化了知识结构，充实了基本知识和基础理论，更加清晰地阐述了我国康复临床工作方式流程、诊疗常规、康复医学科设置及常用技术设备等内容。同时，强调了康复医学工作者应具备的伦理道德素质，注重培养学生的职业责任感和人文关怀精神。

本教材的编写旨在为康复医学教育提供有力支持，为培养适应新时代需求的康复技能人才贡献力量。本教材内容涵盖了残疾学、功能障碍、康复医学的工作方式和流程等。

本教材具有以下特点：一是编排科学，以初学者对康复医学的认知过程为线索，精心编排知识结构，降低学习难度，减轻学习负担。二是重点突出，全面介绍康复医学知识的同时，重点回答了“康复医学是什么”“康复医学怎么想”“康复医学科什么样”三个问题，激发学习者的学习兴趣。三是增加丰富的数字资源，包括教学视频、微课、课件、思维导图、岗位对标考试等知识点总结。

本教材主要供康复治疗技术、中医康复技术、运动健康指导、体育保健与康复等专业使用，还可作为康复医学工作者的参考书。

本教材由多所院校从事生产和教学一线的教师、医生悉心编写而成。在此对各位教师、学者表示衷心感谢。尽管编者力臻完善，本教材难免存在不足之处。欢迎广大读者提出宝贵意见，以便我们不断完善和更新内容。

编　者

2025 年 4 月

目　录

第一章 绪 论

教学课件

微课：
绪论

学习目标

素质目标

具备康复专业思想，建立初步的康复理念，为后续的专业课程打下良好基础。

知识目标

（1）掌握：康复的概念、对象、内容；康复医学的定义及主要内容。

（2）熟悉：康复、医学康复与康复医学的区别和关联。

（3）了解：康复医学发展基础、我国康复医学发展和现状。

能力目标

能够应用康复的视角看待医学实践过程中的功能障碍。

案例导入

【案例】

患者，女，53岁。因右肩部疼痛伴右手肿胀1周到医院就诊。患者3个月前无明显诱因突然出现右侧肢体不能活动，家人发现后立即送至急诊科。入院时，患者神志清楚，言语流利，右侧肢体肌力0级，右侧肢体肌张力增高，右侧巴宾斯基征阳性。诊断为脑梗死。入院后给予改善脑循环、降压、营养神经等治疗，病情逐渐稳定，遗留右侧肢体活动不利症状。近1周来，患者出现右肩部疼痛，被动活动时疼痛加重，右手肿胀，压痛明显，无关节畸形。

【问题】

作为一名康复治疗师，请按国际功能、残疾和健康分类体系对该患者进行康复评定。

·核心知识拆解·

康复医学是医学的一个重要分支，是一门具有独立的理论基础、功能评定方法、治疗技术和规范的医学应用学科，旨在加速人体伤病后的恢复进程，减轻或预防其后遗功能障碍程度，帮助病、伤、残者回归社会，并提高生存质量。

第一节　康复与康复医学

一、康复

（一）定义

世界卫生组织（World Health Organization，WHO）将康复（rehabilitation）定义为：“采取一切措施以减轻残疾带来的影响并使残疾人重返社会。康复不仅是训练残疾人使其适应周围的环境，而且也需要调整残疾人周围的环境和社会条件以利于他们重返社会。”

康复是指综合、协调地应用各种措施，以减少病、伤、残者的身体、心理和社会的功能障碍，发挥病、伤、残者的最大潜能，使其能重返社会，提高生存质量。

▶知识拓展

“康复”一词的由来

康复（rehabilitation）一词来自英文“rehabilitation”，由前缀“re-”和词根“habilitation”构成，意为重新获得某种能力、资格或适应正常社会生活的状态。“rehabilitation”并非一开始就用在医学上，在中世纪它用于宗教，指教徒违反了教规而被逐出教门，得到赦免重新获得教籍；在近代，它又用在法律上，指囚徒服刑期满或得到赦免；在现代，英国、美国等国家将残疾人的医疗福利事业统称为“rehabilitation”，意为使残疾人重新适应正常的社会生活，重新恢复做人的权利、资格和尊严。

“rehabilitation”在不同的国家和地区翻译不同。我们不能简单地按康复两个汉字的字义习惯性地将康复理解为病后恢复至健康的过程，这与国际上康复的含义有很大的差异，易使人对现代康复产生曲解。

（二）康复对象

康复对象为暂时或永久的功能障碍者，包括残疾人、各种慢性病患者、老年人、急性疾病恢复期的患者及亚健康人群。这些患者的功能障碍不仅与生理功能相关，还与社会、心理、职业、环境等诸多因素有关。

（三）康复的手段与特点

要达到康复的总目标，绝非单纯依靠医学就能实现，必须通过不同康复手段的平行介入，由此就决定了康复的多学科性和综合性。康复不仅针对疾病，而且要着眼于整体观，从生理上、心理上、社会上及经济能力上进行全面康复。它包括医学康复（medicine rehabilitation）、康复工程（rehabilitation engineering）、教育康复（educational rehabilitation）、职业康复（vocational rehabilitation）、社会康复（social rehabilitation）等，这些共同构成了全面康复。

1. 医学康复 是运用一切医学方法与手段帮助残疾人减轻功能障碍，实现全面康复目标，即通过临床诊断、手术、药物、康复功能评定和各种康复治疗方法，如物理疗法、作业疗法、语言疗法、心理疗法、传统康复疗法等治疗方法，使伤残及功能障碍者最大限度地改善和补偿其功能，使残存的功能和潜在的能力得以充分发挥，从而获得最大限度的生活自理能力。医学康复是康复的基础和出发点，是实现康复目标的根本保证。医学康复的措施应尽早进行，抓住早期康复的时机，尽量减少各种继发性功能障碍。

2. 康复工程 是应用现代工程技术的原理与方法，研究残疾人全面康复中的工程技术问题。它是研究残疾人的能力障碍和社会的不利条件，并通过假肢、矫形器、辅助工具或者环境改造等途径，最大限度地恢复、代偿或重建残疾人躯体功能的一种治疗措施。

3. 教育康复 是指通过教育与训练的手段，提高残疾人的素质与能力，如智力、日常生活的操作能力、职业技能、适应社会的心理能力等。教育康复作为特殊教育的一部分，是按照教育对象的实际需要，制定教育方案，组织教育教学，实施个别训练，给予强化辅导。参与者大多为教育工作者，并有一定的康复知识基础。在教育过程中，教育工作者注重将特殊教育、幼儿教育、成人教育及早期干预融为一体，形成特殊的教育过程。如对聋哑儿童的教育，既要帮助其解决听力、语言、心理等功能障碍问题，同时又要为其达到重返社会的最终目标起到良好的促进和推动作用。

4. 职业康复 是一种帮助残疾人或伤病患者恢复或获得职业能力的过程，具体如下。①对残疾后就业能力的评估，妥善选择能够充分发挥其潜能的合适职业。②根据残疾人所能从事的职业进行就业前的训练，根据训练结果决定就业方式及安排残疾人就业，以及进行就业后的随访。③切实使残疾人或伤病患者能够重新融入社会，在适合自己的工作岗位上实现自我价值。残疾人就业要比健全人困难得多，需要通过政策、法律的保障和科学的职业康复程序，使残疾人各尽所能、就业稳定且合理。其程序包括就业咨询、就业能力评定、就业前职业教育与训练和心理教育、就业安置及就业后的随访。

5. 社会康复 是从社会角度推进医学康复、教育康复、职业康复等工作，依靠各级政府，动员社会各界、各种力量为残疾人的生活、学习、工作和社会活动创造良好的社会环境，减少和消除不利于残疾人回归社会的各种社会障碍，使他们以平等的权利和机会参与社会生活，享有与健全人同样的权利和尊严，并履行社会职责。社会康复涉及面广，内容如下。

（1）改善法律环境，维护和保障残疾人的合法权益，保障其人身安全和尊严不受侵犯，确立残疾人在社会中的平等地位和公正待遇。

（2）建立无障碍环境，包括道路和交通设施、公共建筑、住宅、学校、工厂等环境，使残疾人获得生活起居的方便，并享受社会的公共设施服务。

（3）改善经济环境，增加就业机会，帮助残疾人实现经济自立或提高其经济自立能力，保障残疾人在各种经济活动中的特殊照顾和经济补偿。

（4）改善社会精神环境，加强社会精神文明建设，消除社会对残疾人的歧视和偏见，树立尊重、关心、帮助残疾人的良好社会风尚，建立和谐的社会生活环境。

为了实现残疾人享有平等机会和重返社会的目标，常采用医学康复、康复工程、教育康复、职业康复、社会康复等多种康复手段，使残疾人身体功能、心理、社会、职业和经济能力都得到最大限度的恢复、代偿或重建，获得重返社会的能力，称为全面康复。

各个领域在康复过程中所起的作用是不同的，对不同的康复对象所采取的康复手段和介入时间亦不同。医学康复往往首先介入，其他康复工作在康复过程中可能晚一些接任，社会康复持续时间最长。也有的残疾人不需要教育康复或职业康复就可以回归社会。

（四）康复措施

康复措施不仅包括医学康复、教育康复、职业康复、社会康复等一切可以利用的手段和方法，还包括社会学、心理学、工程学、信息学等方面的技术和方法，并包括政府政策、立法等举措。目的是帮助残疾人减轻身心与社会功能障碍。

（五）康复程度

康复的程度是指病、伤、残者经全面康复后所达到的最终结局标准。其影响因素有功能状况、心理状况、康复服务的措施及服务的质量、社会因素等。

根据病、伤、残者的功能状况、生活自理能力、学习能力、工作能力，以及参与社会生活能力、心理状态等方面，康复的程度分为高水平、中水平、低水平三级（表1-1）。康复程度的高低决定了患者能否重返社会、与社会相结合。身体功能状况是评价康复程度的基础，但不是影响康复程度的唯一因素。如一个坐轮椅的患者可能会达到高水平的康复，而一个能行走的残疾人如果缺乏其他方面应有的条件（如心理状态、参与社会生活能力等），很可能只达到低水平的康复。康复不是使病、伤、残者完全恢复到伤病前的功能水平和生活质量，而是尽量充分利用其残存的功能，通过行为和生活方式的调整与改变来适应环境，满足其自身基本的或较高水平的康复要求。

表1-1　康复的程度

项目	低水平	中水平	高水平
功能状况	身心功能有某些改善	身心功能有明显改善	身心功能有显著改善或恢复
生活自理能力	难以自理，必须靠帮助	基本能自理，在帮助下能基本自理	完全自理或仅需很少帮助（人力、辅助器等）
学习能力	青年未能上学、无学习能力	可以学习但不顺利，学习兴趣不稳定，成绩一般	可参加正常班级、进特殊学校学习，且学习效果好
工作能力	青年或成年无工作能力，未能就业	无工作，有工作但有一定困难	可参加正常工作，有能力工作，且乐于工作
参与社会生活能力	无能力参与社会活动	能参与社会活动，但有一定困难和缺乏主动性	可参加家庭生活和社会生活，享有与健全人同等的待遇和权利
心理状态	自卑、孤独、自愿与社会隔离	有自卑、自弃、受歧视、不同程度的被隔离、孤独和不幸感	乐观、自尊、自强，能受到应有的尊重

（六）康复目标

康复的目标是以提高残疾人的功能水平为中心，提高其生活质量，最终使其最大可能地参与和重返社会。

康复目标的制定应同时考虑到可能性、可行性。因为残疾人功能障碍的情况与程度不同，康复的目标也有所改变。即使功能障碍完全相同，也可因年龄、性别、体格、职业等的不同而有所差异。因此，在患者身体缺陷和环境条件许可的范围内，要实事求是地确定康复目标。

康复目标应在全面康复评定的基础上制定，既能充分发掘康复对象的全部潜能，又能通过各种努力达到客观目标。经过康复治疗达到了既定的目标，康复对象可以返回适当的生活环境，实现一定程度的社会回归。因此，准确地制定康复目标是康复治疗中最重要的一步，要注意既不能将恢复职业和经济自立作为康复的唯一目标，也不能因为康复目标的多样化而不去制定具体的康复目标。应当遵循实事求是的原则，尽最大努力争取最好的康复效果。

二、康复医学

（一）定义

康复医学（rehabilitation medicine）是医学的一个重要分支，是一门具有独立的理论基础、功能评定方法、治疗技术和规范的医学应用学科，旨在加速人体伤病后的恢复进程，预防或减轻其后遗功能障碍程度，帮助病、伤、残者回归社会，提高生存质量。

现代康复医学的核心思想是全面康复、整体康复，不仅在身体上、心理上使病、伤、残者得到全面康复，还要保全生命，尽量恢复其功能；不仅要提高其生活质量，使其在生活上自理，还要使其重返社会，拥有职业并在经济上自立，成为自食其力和对社会有贡献的劳动者。

在国际上，康复医学和物理医学与康复（physical medicine & rehabilitation）这两个名词是同义语，在美国、加拿大等国家用“物理医学与康复”，其他各国家则多采用“康复医学”这个名称。

康复、医学康复与康复医学之间虽有某些交叉和重叠，但在性质、对象、目的、方法、负责人员等方面均有差别（表1-2）。

1. 康复定义 康复是一项面向残疾人的综合性事业，由各级政府组织和协调。其对象包括一切永久性残疾人。服务的手段包括医学康复、工程康复、教育康复、职业康复、社会康复和一切可利用的措施。目的在于最大限度地恢复残疾人身体、心理、职业、社会和经济的能力，以便使其重新与健全人平等地参与社会生活。

2. 医学康复定义 医学康复是应用临床医学的方法为康复服务的一部分，仍属于临床医学范畴。医学康复指医务人员采用临床医学的方法和手段，为躯体、听视觉、交流器官等功能障碍者提供服务，目的在于改善功能或为其后的功能康复创造条件。如眼科医师为白内障患者进行晶状体摘除术而使其复明；骨科医师为脊髓灰质炎后遗症患者施行矫形手术，从而使其肢体功能得到一定程度的改善，并为以后的功能训练提供条件等。

3. 康复医学定义 康复医学则是具有明确的学术内容和技术体系、独立的理论基础、功能评定方法、治疗技能和规范的医学应用学科。它以人体运动功能障碍及与运动相关的功能障碍（如循环功能障碍、呼吸功能障碍等）者为主要对象；服务的手段是康复医学的专门诊疗技术，如物理疗法、作业疗法、康复评定等；目的是减轻或消除功能障碍及其影响。

表1-2　康复、医学康复与康复医学的区别和关联

项目	康复	医学康复	康复医学
性质	综合性事业	是康复的一个领域	有明确范畴的学术体系
对象	丧失功能的病、伤、残者（包括先天性残疾）	医学技术能处理的各种功能障碍者	以运动障碍和与之相关联的功能障碍者为主
目的	恢复病、伤、残者的功能和权利，让他们与健全人平等地参与社会	改善残疾人的功能或为其后的功能康复提供条件	恢复功能障碍者的功能，为他们重返社会创造基本的条件
手段	医学的、工程学的、教育学的、社会学的方法	医学诊疗技术和康复医学的专门治疗技术	康复医学的专门诊疗技术（康复评定、物理治疗、作业治疗等）
负责人员	残疾人工作者约请和组织医疗卫生人员（含康复医学人员）工程技术人员、特殊教育学和社会工作人员共同完成	由临床各科医务工作人员及康复科人员完成	主要由从事康复医学工作的各类医务人员完成

（二）基本原则

康复医学的三大基本原则是功能训练、全面康复、回归社会。

1. 功能训练　康复医学关注的并不是伤病本身，而是伤病引起的功能变化，着眼于恢复人体的正常功能活动。这对于一直关注伤病本身的传统医学模式而言是一个全新的视角，所以康复医学又被称为“功能医学”。功能训练的原则就是采取各种方法，提高患者在运动、感知、心理、言语、日常生活、职业活动和社会生活等方面的能力，为其重返社会创造条件。

2. 全面康复　全面康复是康复的准则和方针，使患者心理、生理和社会功能实现全面的、整体的康复。全面康复包含两方面的含义：一是从医学角度上采取多学科、多专业合作的方式，针对伤病带来的各种问题进行处理；二是通过医学、教育、职业、社会等方面的各种康复措施，使患者全面恢复生理和社会能力。

3. 回归社会　回归社会是康复医学的最终目标。正如世界卫生组织所指出的那样：“健康不仅是没有疾病或虚弱，而且是身体、心理和社会适应的完全良好状态。”这种以重返社会为根本目标的康复医学是新的生物－心理－社会医学模式的最好体现。

（三）服务对象

康复医学的服务对象主要是各种损伤，以及急慢性疾病、老龄造成的功能障碍和先天发育障碍者。这些障碍可以是潜在的或现存的，可逆的或不可逆的，部分的或完全的，可以与疾病并存或为疾病后遗症。

康复医学目前已经涉及临床医学各科，从早期骨科和神经系统伤病的康复，发展到心肺康复、儿童康复、老年康复、癌症康复、慢性疼痛的康复等。为了适应临床治疗技术的发展，器官移植、人工关节置换术后患者也正成为康复医学的重要对象。近年来，一些康复医疗的手段也被普遍应用于急性病患者的手术前后，对提高疗效、预防并发症和残疾的发生都起到了良好作用。

（四）服务形式

康复医学服务形式采取多学科和多专业联合形式，共同组成康复团队，包括学科间和学科内团队。①学科间团队：指与康复医学密切相关的学科，如神经内外科、心血管内外科、骨科、风湿科、内分泌科、老年医学科等。②学科内团队：指康复医学机构内部的多种专业，包括物理治疗师（physical therapist，PT）、作业治疗师（occupational therapist，OT）、言语治疗师（speech therapist，ST）、心理治疗师（psychologist）、康复工程人员（rehabilitation engineer，RE）、文体治疗师（recreation therapist，RT）、康复护士（rehabilitation nurse，RN）、社会工作者（social worker，SW），以及其他康复相关人员。

团队会议模式是传统的康复医疗工作方式，团队会议一般由康复医师召集，各专业和学科分别针对患者功能障碍的性质、部位、严重程度、发展趋势、预后、转归等提出近、中、远期的康复治疗对策和措施，由康复医师归纳总结成一个完整的、分阶段性的治疗计划并由各团队组织实施。

（五）流程

康复医学具有自身学科的特定服务流程。康复治疗应贯穿在疾病发生、发展和恢复的过程中。在疾病的早期，当患者的临床特征稳定后，应立即开展康复训练以预防并发症的发生。在这一时期，应用物理治疗来维持整个机体的各系统、各器官等功能状态，特别是避免因卧床、制动引起的失用性改变，如肌肉失用性萎缩、软组织挛缩等。针对疾病的亚急性期和恢复期，强调的是系统康复，采用物理治疗、作业治疗、言语治疗、心理治疗、传统康复治疗等综合方法改善患者机体的功能状态，增加其活动能力，增强交流沟通能力，改善心理状态，为患者重返社会做好各方面的准备。康复是个长期动态的过程，并不意味着在患者出院后就结束，是为继续提高或保持患者的功能状态而进行的主动过程。

（六）核心与基础

康复医学的核心是残疾、功能恢复和预防。康复医学依赖于临床基础医学，如生理学、解剖学、病理学、人体发育与运动学等，并在此基础上强调功能恢复的机制。康复医学的手段除应用药物等临床治疗外，还采用物理治疗、作业治疗、言语治疗、心理治疗、康复工程等。

第二节 康复医学发展史

一、康复与康复医学的形成和发展

康复医学作为一门独立的学科，诞生于20世纪40年代，迄今只有70余年的历史。但康复治疗的各种方法和技术，在古代就已萌芽。古代的中国与西方都曾使用过一些简单的康复疗法。从世界范围看，康复医学发展的历程大致可分为以下四个历史时期。

1. 萌芽期（1910年以前） 中国古代，温泉、日光、砭针、磁石、按摩、健身运动等方法已应用于治疗风湿、慢性疼痛、劳损等疾病。《素问·异法方宜论》曰："其病多痿厥寒热，其治宜导引按蹻"。《素问·血气形志篇》指出："形乐志苦，病生于脉，治之以灸刺；形乐志乐，病生于肉，治之以针石；形苦志乐，病生于筋，治之以熨引"。马王堆汉墓出土的帛书《导引图》绘有导引术多种，并注明各种导引术的名称及其主治的疾病。名医华佗模仿虎、鹿、熊、猿、鸟五种动物的动作编成的"五禽戏"，即最早的导引术之一。隋代巢元方的《诸病源候论》记述了多种导引术治疗偏枯、麻木、风湿痹痛、消渴等疾病。中国传统运动是早已被世界公认的运动疗法。现代康复医学中松弛疗法的起源和发展也深受我国古代气功——坐禅的影响。

古希腊时代希波克拉底（Hippocrates）已相当重视自然疗法，认为自然因子如日光、海水、矿泉等有镇静、镇痛、消炎作用，主张利用运动训练无力的肌肉、加速身体的痊愈与锻炼意志。希腊出土的文物上甚至已绘有"假足"，这说明古代西方也在应用一些原始的康复治疗技术。公元2世纪后，卡留斯·奥雷利亚努斯（Caelius Aurelianus）首次提出了对瘫痪患者使用滑轮悬挂肢体进行治疗的方法，采用步行练习及在温泉中运动等，还提出创伤后早期进行运动，可加速创伤的愈合。16世纪法国外科医师安布鲁瓦兹·帕雷（Ambroise Pare）提倡用动静结合方法治疗骨折，在恢复期用运动疗法来促进功能恢复。18世纪约瑟夫·克莱门特·蒂索（Joseph Clément Tissot）提倡医疗体操、作业疗法进行治疗。到了19世纪末，随着物理学的发展，一些物理因子（光、电、磁等）在一些西方工业国家的医学界开始应用。

公元后至1910年以前的阶段，初期的运动疗法、作业疗法、电疗法和光疗法开始萌芽，残疾人的职业培训、聋人与盲人的特殊教育、精神病的心理治疗、患者的社会服务等工作也已开始。由于历史条件的限制，萌芽期的运动疗法、作业疗法、电疗法和光疗法等主要作为临床治疗学内容的一部分，很少被用来作为改善某种功能的措施。此阶段的治疗对象比较单一，主要为风湿性疾病、轻型外伤后遗症患者、聋人与盲人（特殊教育如应用手语、盲文）等。

2. 形成期（1910—1946年） 从1910年开始，康复一词才开始正式应用在残疾的治疗上，康复机构纷纷建立，为残疾人制定了法律，保障残疾人的福利和就业。1917年后，为对伤员进行康复治疗，康复医学得到发展。20世纪二三十年代的脊髓灰质炎流行，医学上所需面对的各种功能障碍问题越来越引起人们的重视。在康复评定方面出现了徒手肌力检查等方法，在康复治疗方面出现了增强肌力训练的运动方法、代偿和矫正肢体功能的假肢和矫形器、超声治疗、言语治疗等方法。1942年在美国纽约召开的全美康复会上给康复下了第一个著名的定义："康复是使残疾人最大限度地恢复其身体的、精神的、社会的、职业的和经济的能力。"英国于1943年发表公告，公开承认了康复的概念。

在此阶段，康复医学面对的主要病种有截肢、脊髓损伤、脊髓灰质炎后遗症、周围神经损伤、脑卒中后偏瘫、小儿脑瘫等。

3. 确立期（1946—1970年） 第二次世界大战后，客观的需要促进了康复医学的发展。美国、英国都把战时取得的康复经验运用到和平时期，建立了许多康复中心，康复的热潮也逐渐传播至西欧和北欧。1946年被尊为美国康复医学之父的霍华德·A.腊斯克（Howard A.Rusk）教授积极推动康复医学的发展，提出了康复医学的系统理论、原理和特有方法。此时康复治疗已初步贯彻全面康复的原则，即重视身体上和心理上的康复，进行手术后或伤病恢复期早期活动的功能训练。1951年世界物理治疗联盟成立。1948年，世界卫生组织在其章程中明确提出“健康”的新概念，即“健康是整个身体、精神和社会生活的完满状态，而不仅仅是没有疾病和体弱”。这一概念强调了全面的健康理念，是康复医学理论基础的一个组成部分。1949年起，美国住院医师的专科培训开始增加康复医学。同年，美国物理医学会改名为美国物理医学与康复学会。1969年国际康复医学会国际物理医学与康复学会成立。1952年世界作业治疗师联盟成立。1955年腊斯克教授在美国成立了世界康复基金会（World Rehabilitation Foundation，WRF）。在此期间，随着科技的进步和经济的发展，康复医学已逐步形成了系统的理论和特有的技术和方法，作为一门新兴学科迅速成长。

1958年腊斯克教授主编的重要教科书《康复医学》正式面世，这是康复医学专业第一本权威性的经典著作，是一本系统的、完整的教材，内容包括康复医学的基本理论、康复评定方法、各种康复治疗（物理治疗、作业治疗、言语治疗、假肢及矫形器装配使用、心理治疗等），以及各种常见损伤、疾病的康复治疗。该书对康复医学人才培养、学科知识普及以及临床康复治疗的指导，都发挥了重要作用，受到全世界康复医学界的推崇。同年，世界卫生组织专家委员会注意到康复医学作为一门新学科已越来越显示出它的一些特性，并指出康复医学研究的是多种残疾的康复问题，从外伤所致的截瘫、颅脑损伤，到非外伤性的神经系统残障如脑性瘫痪，以及视力、听力、言语残疾等；又指出康复是一个复杂过程，需要几个相关专业的治疗人员组成协作组，各自使用本专业技术协同地进行康复治疗，才能收到最好的效果。

1960年成立了国际伤残者康复协会，1969年改称康复国际（Rehabilitation International，RI）。1969年，成立了国际康复医学会（International Rehabilitation Medicine Association，IRMA），世界卫生组织对康复重新定义为：“康复是指综合地、协调地应用医学的、教育的、社会的、职业的各种方法，使病、伤、残者（包括先天性残）已经丧失的功能尽快地、能尽最大可能地得到恢复和重建，使他们在生理上、精神上、社会上和经济上的能力得到尽可能的恢复，重新走向生活、工作和社会。”

本阶段的特点是确立了康复医学的概念，康复医学已成为一门独立的医学学科，在教育、职业、社会等康复领域中也形成了制度化的、科学的、技术的体系，各部门、领域间的配合协作步入正轨，并有了国际交流。这些都标志着康复医学日臻成熟，逐步得到世界人民和医学界公认。

4．发展期（1970年以后） 1970年以后，世界各国的医疗、教育都有了较快发展。在医疗方面，一些发达国家的康复病床、康复医师和主要康复治疗专业人员的数量都已具有一定规模。不少康复中心和康复科已因成绩显著而闻名于世，如由腊斯克教授建立的美国纽约大学RUSK康复医学研究院（Institute of Rehabilitation Medicine，IRM）；世界物理医学之父克鲁森（Krusen）和著名专家科特基（Kottke）创建的美国明尼苏达大学物理医学与康复科（Department of Physical Medicine and Rehabilitation，University of Minnesota）；全美规模最大的芝加哥康复研究所（Rehabilitation Institute of Chicago，RIC）；在康复工程等方面研究成果卓著的Rancho Los Amigo（RLA）医学中心；加拿大渥太华皇家康复中心和Lynhurst脊髓损伤康复中心；全球闻名的英国治疗师博巴斯（Bobath）领导的脑瘫中心（the Cerebral Palsy Centre）和世界著名的斯托克·曼德维尔（Stoke Mandeville）脊髓损伤中心。这些都成为世界著名的康复医学中心和康复专业人才培训基地。

1982年5月，腊斯克教授率领“世界康复基金会代表团”访问中国并讲学，介绍康复医学基本理论和方法，促进了康复医学在中国的发展。1983年成立了中国康复医学研究会（1988年5月更名为中国康复医学会），以后相继成立了中华医学会物理医学与康复学会、中国民政系统康复医学研究会和中国残疾人康复协会四大学术团体，出版了《中华物理医学与康复杂志》《中国康复》《中国康复医学杂志》《中国康复医学理论与实践》等专业杂志。1988年我国建成集康复医学、康复工程研究和康复专业人员培养于一体的中国康复研究中心（China Rehabilitation Research Centre，CRRC）。此后，国际、国内的康复学术交流活动积极展开。

在教学方面，在此期间各国已有较成熟的毕业前和毕业后康复专业培训方案。国际康复医学会于1976年发表了《教育与培训》白皮书，其后三次修订。美国目前已有81个康复医师培训点，我国也在同济医科大学、中山医科大学和中国康复研究中心等地建立了康复医师培训基地。在康复治疗技术人员培养方面，各相关治疗师学会均提出了相应的专业人员培训标准、制度，并设立培训机构。我国近年来也在南京医科大学、安徽医科大学、天津医科大学和中国康复研究中心等建立了康复治疗技术人员的培训基地。这些都证明了康复医学作为一门成熟的学科所显示的水平和影响，以及在学术上和技术上所取得的进步。

在这一时期，康复医学学科体系已较完整地确立起来，康复医学的分科已经形成，如骨科康复学、神经科康复学、儿科康复学等。以脑血管病的治疗为例，世界各国正在建立一种“康复网络”，即以“急诊医院＋康复专科医院（康复中心）中的机构康复结合社区康复”为特征的康复网络。随着计算机技术、工程技术和行为医学向康复医学渗透与融合，康复医学的新领域如信息康复学、康复工程学、心理-社会康复学也正在兴起和发展。

随着医学的进步，急慢性病及意外伤害成功救治提高，必然造成残疾人的数量增加，这些患者对恢复功能和提高生活质量的要求必将更为迫切。顺应这种形势，康复医学的发展前景必定更加广阔。

二、康复医学发展基础

任何医学学科的发展都是人类社会需要和医学科学进步的结果。近几十年来，康复医学得到迅速发展并日益为社会所重视，其原因主要有以下几个方面。

1. 社会和患者的迫切需要 在医学科技迅猛发展的今天，尽管有特发某种烈性传染病的可能，但总体上讲慢性非传染性疾病已成为当前医学发展的重要问题。目前人类的死因主要是心肌梗死、脑血管意外、癌症和创伤等，这些患者经过临床医师成功抢救，有很大一部分能够存活下来，造成慢性病患者、残疾人、老年病患者增多。但运动障碍、认知障碍、言语障碍、社交障碍、心理障碍、疼痛等各种各样的后遗症却造成患者生活无法自理，生活质量严重降低。如何应用医学的方法、手段来进一步改善这些功能障碍，提高患者的生活质量，让“幸存”的患者真正“幸福地生存”下去，有赖于康复医学的物理治疗、作业治疗、言语治疗、心理治疗、康复工程等各种积极的康复措施。

事实证明，康复医学能明显降低死亡率和提高生存质量。如心肌梗死患者中，参加康复治疗者的死亡率比不参加者低36.8%。在脑卒中存活的患者中，进行积极的康复治疗可使90%的患者能重新步行和生活自理，30%的患者能恢复一些较轻的工作；相反，如果不进行康复治疗，上述两方面的百分率相应只有6%和5%。在癌症患者中，据统计目前有40%左右可以治愈，在余下60%不可治愈的患者中又有60%可以存活15年之久。这些患者在15年中，或有沉重的思想负担，或需另选职业，或因遗留的慢性疼痛，或身体衰竭而受到折磨，所有这些都需要通过积极的康复治疗来解决。在创伤方面，以截瘫为例，1950年以前，截瘫后患者只能存活2.9年。20世纪50年代后，虽然截瘫的患者存活时间延长到5.9年，但患者却因残障而成为社会和家庭的负担。由于采取了积极的康复治疗，目前80%以上的截瘫患者能重返工作岗位或继续学习。至于肢体伤残，由于现代假肢与矫形器技术的发展，许多患者装配了先进假肢和自助器具以后，绝大多数能生活自理且能重新选择一种合适的职业。康复医学使许多严重残疾的患者不但没有成为社会和家庭的负担，而且还能以不同的方式为社会继续作出贡献，这是康复医学能日益受到社会重视的原因之一。

2. 经济发展的必然结果 在现代社会经济快速发展、物质文化生活水平不断提高的前提下，人们已不再仅仅满足于治病保命的低需求，而把能够过上有意义、有质量的生活作为更高的追求目标。以改善和提高残疾人生活质量为宗旨的康复医学就成为人类社会的共同需求。

随着人类社会生产力的不断提高，社会财富日益增多，政府对医疗的投入日益增加，社会保障体系逐渐完善，各种医疗保险制度也日益健全和得以实施。我国经过十几年的努力，已经建立了适应社会主义市场经济要求的城镇职工基本医疗保险、统一的城乡居民基本医疗保险等医疗保障体系。政府投入的加大、相应政策的支持、社会保障体系的日益完善，为各级康复机构的建立、康复人才培训的开展、康复治疗设备的购置等奠定了基础，使康复医学的迅速发展成为可能。

3. 科技发展 科技进步促进社会的进步，科技的发展和研究方法的改善为康复医学的发展与创新提供了技术支撑，康复医学正从经验医学向循证医学方向迈进。

计算机技术的发展为康复医学数据系统的开发利用构建了良好的平台，保证了一些多中心、大样本的随机对照研究可以得出科学的结论。同时CT、PET、MRI、fMRI等非创伤性神经影像学技术的出现，为研究康复过程中脑功能的恢复提供了先进的检测手段，促进了康复医学临床研究的发展。膜片钳技术、免疫组织化学技术、场电位记录技术、RNA干扰技术、蛋白质组学技术等先进研究技术的发展也促进了康复医学基础研究的深入开展，如脑的可塑性研究为脑血管病的康复治疗奠定了科学的理论基础。工程技术、自动化技术、材料科学等高新技术与现代康复医学的结合促进了康复工程的发展，如截瘫患者可以借助计算机辅助的功能性电刺激装置或者安装一个外骨骼支架机器人完成“行走”；截肢后的现代肌电假肢几乎可以完全模拟和替代正常肢体功能；人工耳蜗使耳聋患者“听”见声音；盲人可借助人工视觉“看”到眼前事物；哑人可借助计算机辅助语音系统“说话”；目前广泛应用的康复机器人可对处于不同康复期的患者提供不同强度、不同模式的训练，使康复锻炼过程定量化、科学化。云计算、大数据、物联网、移动互联网、虚拟现实等信息技术与健康服务的深度融合，极大地提升了康复信息服务能力。

现代社会高科技的飞速发展为康复医学的发展提供了宝贵的机会，各种高新技术的广泛运用，使过去的一些幻想变成了现实。

4. 应对重大自然灾害和战争的必要准备 目前人类还不能完全控制自然灾害和避免战争，地震、水、火灾害和战争都造成了大量残疾人。对这些患者是否进行康复治疗，其结局是大不一样的，这也是必须重视康复医学发展的主要原因之一。WHO对社区康复（community-based rehabilitation，CBR）的推广尤为积极，因为只有社区康复的发展和推广，才能实现真正意义上的“人人享受卫生保健”的目标。

三、我国康复医学的发展和现状

20世纪80年代初我国才开始发展现代康复医学，虽然起步较晚，但在我国政府和卫生部门的重视之下，30多年来在原有的中西医康复治疗技术基础之上，康复医学广泛吸取国际现代康复的技术和系统理论，已取得飞跃发展和显著成就，逐步建立起具有中国特色的康复医学体系，并且制定了康复治疗的规范和有关的政策，康复医学已成为独立的学科。全国建立了各级康复医疗机构，不仅开展全面康复医疗，还开展专科康复医疗，同时社区康复也逐步开展，形成了分层级、分阶段的康复医疗服务体系。康复医学教育和康复医学研究工作也得到了蓬勃发展，建立了康复医学机构和专业人员管理体系，成立了康复学术组织，促进了学术交流。

（一）康复医学的制度与政策建设

我国自从20世纪80年代初以来出台了一系列关于康复医学的制度与政策。

1982年初卫生部选择4所综合医院和疗养院试办康复医疗机构，开展康复医疗服务，通过试点逐步推广。

1984年卫生部再次强调各级卫生部门要重视和支持康复医学工作。

1989年12月卫生部颁发的《医院分级管理办法（试行草案）》中规定，各级医院均有负责康复服务的任务，包括医院康复和社区康复两个方面，并且规定二、三级医院必须设立康复医学科，属一级临床科室，还具体规定了二、三级医院康复医学科的设置标准和康复人员的配备要求；一级综合医院能为社区提供康复服务，设立康复门诊、站或点。

1991年起施行的《中华人民共和国残疾人保障法》，本法的第二章“康复”对于培养康复医学专业人才、设置康复医学医疗机构及其网络等，都作出了明确的规定，如“国家有计划地在综合医院设立康复医学科和必要的专门康复机构，开展康复工作”；“国家在医学院校开设康复医学课程，有计划地在医学院校和其他有关院校设置康复专业、培养康复专业人员；采取多种形式对从事康复工作的人员进行技术培训”等。

1991年7月卫生部、民政部、中国残疾人联合会联合颁布了《康复医学事业“八五”规划要点》，提出了“八五”期间康复医学事业发展的基本任务和目标。从我国的国情出发，积极培养康复医学各类专业人员，初步形成一支经过较为系统训练的、多学科相配套的康复医学队伍，充分发挥城乡医疗网的作用，整顿、充实、提高现有康复医疗机构。

1996年8月国家颁布了《中华人民共和国老年人权益保障法》，其中对于设置老年人康复设施等也做了规定。

1997年颁发的《中共中央、国务院关于卫生改革与发展的决定》，再次强调要“积极发展社区卫生服务”“积极开展残疾人康复工作”。

2001年第九届全国人大四次会议批准的《中华人民共和国国民经济和社会发展第十个五年计划纲要》提到发展康复医疗。

2002年卫生部等六部门经国务院批转的《关于进一步加强残疾人康复工作的意见》中提出到2015年实现“人人享有康复服务”的目标。

2008年4月24日修订了《中华人民共和国残疾人保障法》强化了对残疾人权益的保障，明确了国家和社会在残疾人康复、教育、就业、社会保障等方面的职责，为残疾人更好地融入社会提供了法律依据。

2008年5月12日四川汶川大地震，社会对康复医学服务空前关注，卫生部办公厅和中国残联办公厅接连印发了《地震伤员康复指导规范》《四川汶川地震伤员康复工作方案》《关于加强四川汶川地震伤员康复工作有关问题的通知》及《关于做好四川汶川地震转送伤员医疗救治和康复工作》等。

2009年3月17日《中共中央、国务院关于深化医药卫生体制改革的意见》中提出“注重预防、治疗、康复三者结合”的原则。

2010年9月6日卫生部等五部委正式下发《关于将部分医疗康复项目纳入基本医疗保障范围的通知》的通知，将运动疗法、偏瘫肢体综合训练、脑瘫肢体综合训练等9项医疗康复项目纳入基本医疗保障范围。长期制约我国康复医学事业发展的主要政策瓶颈宣告解除。

2011年4月14日卫生部印发了《综合医院康复医学科建设与管理指南》，要求进一步加强对康复医学科的建设和管理，规范服务，逐步提高康复医疗服务水平。

2012年2月29日《卫生部关于印发“十二五”时期康复医疗工作指导意见的通知》，要求以“注重预防、治疗、康复三者的结合”为原则，满足人民群众日益增长的康复医疗服务需求，在“十二五”时期全面加强康复医学能力建设，将康复医学发展和康复医疗服务体系建设纳入公立医院改革总体目标，与医疗服务体系建设同步推进、统筹考虑，构建分层级、分阶段的康复医疗服务体系，逐步完善功能，满足人民群众基本康复医疗服务需求，减轻家庭和社会疾病负担，促进社会和谐。

2012年3月2日卫生部决定在康复医疗服务体系建设试点城市中选择部分城市重点试点分级诊疗、双向转诊工作。

2012年3月20日《卫生部关于印发康复医院基本标准（2012年版）的通知》。

2012年4月27日《卫生部关于印发常用康复治疗技术操作规范（2012年版）的通知》。

2013年1月28日中国残联和卫生部联合下发了《关于共同推动残疾人康复机构与医疗机构加强合作》的通知。

2013年4月2日国家卫生和计划生育委员会办公厅组织专家编写了《四肢骨折等9个常见病种（手术）早期康复诊疗原则》《脑卒中等8个常见病种（手术）康复医疗双向转诊标准（试行）》。

2016年3月9日《人力资源和社会保障部、国家卫生计生委、民政部、财政部、中国残联关于新增部分医疗康复项目纳入基本医疗保障支付范围的通知》，将康复综合评定等20项医疗康复项目纳入基本医疗保险支付范围。

2016年8月3日《国务院关于印发“十三五”加快残疾人小康进程规划纲要的通知》。

2016年10月12日中国残联、国家卫生计生委、民政部、教育部、人力资源和社会保障部联合印发《残疾人康复服务“十三五”实施方案》方案中明确指出：加强康复医院、康复医学科规范化建设，在城市二级医院资源丰富的地方，支持二级综合医院在符合区域医疗机构设置规划的前提下，转型建立以康复医疗为主的综合医院或康复医院。

2016年8月19日中共中央总书记、国家主席、中央军委主席习近平在全国卫生与健康大会上讲话时强调，没有全民健康，就没有全面小康。让广大人民群众享有公平可及、系统连续的预防、治疗、康复、健康促进等健康服务。

2016年10月25日中共中央、国务院发布了《“健康中国2030”规划纲要》，这是建国以来首次在国家层面提出的健康领域中长期战略规划。纲要中明确提出了要维护残疾人健康，制定实施残疾预防和残疾人康复条例，加大符合条件的低收入残疾人医疗救助力度。进一步完善康复服务体系，加强残疾人康复和托养设施建设，建立医疗机构与残疾人专业康复机构双向转诊机制等。

2016年12月27日《国务院关于印发“十三五”卫生与健康规划的通知》，确保残疾人享有健康服务，加大符合条件的低收入残疾人医疗救助力度，逐步将符合条件的残疾人医疗康复项目按规定纳入基本医疗保险支付范围。实施精准康复服务行动，以残疾儿童和持证残疾人为重点，有康复需求的残疾人接受基本康复服务的比例达到80%。

2017年2月28日《国务院关于印发“十三五”国家老龄事业发展和养老体系建设规划的通知》，通知中明确提出加强老年康复医院、护理院、临终关怀机构和综合医院老年病科建设。

2017年11月8日为了鼓励社会力量举办康复医疗机构，打通专业康复医疗服务和居家康复的“最后一公里”，卫计委组织制定了《康复医疗中心基本标准（试行）》《护理中心基本标准和管理规范（试行）》，并发布了《国家卫生计生委关于印发康复医疗中心、护理中心基本标准和管理规范（试行）的通知》，人们翘首以待的就近享受康复、护理服务的愿望实现正在提速。

国家的立法、党中央和国务院的决策、政府有关部门采取的措施为我国康复医学事业的发展指明了方向，提供了制度保障，也激励了康复医务工作者的积极性，促进了我国康复医学事业更快的发展。

（二）康复医疗机构网的建设

从20世纪80年代起，我国各省、市、自治区陆续建立了不少康复中心、康复医院、康复门诊和荣军康复医院，向病、伤、残者提供康复服务。1988年在北京落成的“中国康复研究中心”是现代康复医学在我国起步和形成体系的重要标志之一。在20世纪90年代初，为落实“八五”规划纲要和综合医院分级管理的实施，各二、三级综合医院都设立了康复医学科和康复门诊，并在近十年内向一级医院扩展，许多疗养院改为康复医院，各地残联也纷纷建立康复站、点，开展残疾人康复服务。与此同时，还成立了许多专科康复医院、中心、门诊等机构。

我国自1986年在一些省、自治区、直辖市开始社区康复试点以来，近年来社区康复机构发展也加快了速度，不少地区的街道、乡村卫生室（所）开展了社区康复工作。有些地区的残联组织直接在社区开设专门的康复医疗服务机构。社区康复可以充分利用和发挥社区基层的人力、物力等资源，既方便开展康复预防工作，又方便群众就近就医，同时也减轻了社会各方面的经济负担，所以受到普遍的欢迎。在大力推进社区康复建设的同时，也积极将康复服务延伸到残疾患者的家庭，由患者家属帮助患者进行康复活动。

当前，伴随着我国的三级预防医疗保健网的建设与发展，由康复中心、综合医院和疗养院中设立的康复医学科及社区康复站、点，共同组成了我国独有的康复医疗机构体系和网络，为落实《“十三五”卫生与健康规划》中确保残疾人享有健康服务的宏伟目标奠定了基础。

（三）康复医疗工作的成就

1987年和2006年，我国进行了两次全国残疾人抽样调查，对全国残疾人数量、残疾类型、残疾程度等进行了统计，为各项残疾人事业的开展提供了依据。1988—1995年全国性有领导、有计划地进行了“小儿麻痹后遗症矫治手术”“白内障复明手术”“聋儿听力语言训练”三项康复治疗，其结果是使107万白内障患者重见光明，36万小儿麻痹后遗症患者经矫治手术改善了功能，近6万聋儿开口说话。与此同时，还在三项康复技术推广过程中，在全国建立了相关的康复技术服务体系，包括白内障手术复明中心2235个，小儿麻痹后遗症矫治手术中心980个，聋耳听力语言训练中心（部、点）1430个。此后，残疾人康复工作内容又扩展到低视力康复、精神病防治康复、智力残疾儿童康复、用品用具供应服务等诸多领域。

进入21世纪，康复医疗工作拓展到脑瘫儿童康复训练、成年智力残疾人康复训练服务、盲人定向行走训练服务、麻风畸残康复、神经康复、疼痛康复、骨科康复、心肺康复、肿瘤康复、盆底康复、老年病康复等领域。我国的康复专业人员在应用技术研究方面取得了一大批科研成果，且已逐步向深层次基础研究发展，并且已取得了令人瞩目的成就。

我国在康复医疗的临床实践中也取得了丰硕的成果。例如，北京304医院最早在国内开展烧伤患者功能恢复的研究工作，从而使我国对烧伤治疗由单纯的保生命进入到重视对患者的功能恢复，大大提高了烧伤患者的生活质量。

由中国康复研究中心牵头，全国15所医院协作的国家“九五”科技攻关课题——“急性脑卒中早期康复的研究”表明，急性脑卒中患者在发病14天内就施行康复治疗，其运动功能可达3级以上，应用中西医结合方法治疗有利于促进患者的功能恢复。

“肺心病缓解期康复治疗研究”是我国第一个纳入国家科技攻关项目的康复医学领域课题，由中日友好医院承担，已取得成果，顺利通过国家验收。我国学者对慢性阻塞性肺疾病（chronic obstructive pulmonary disease，COPD）患者康复治疗研究取得多项成果，其中包括确证了积极的康复治疗能降低10年呼吸功能自然衰退率，提高10年生存率，明显减少每年住院时间和降低呼吸衰竭的死亡率。

中枢神经系统导致的痉挛性瘫痪是康复的一大难点，为了减轻或消除肢体痉挛以利于患者功能训练，我国学者采用高选择性脊神经后根切断术（high selective spinal posterior rhizotomy，SPR），以及我国独创的穴位经皮神经电刺激术（Han’s acupoint nerve stimulator，HANS）治疗脊髓损伤引起的痉挛疗效显著。近年来SPR在我国更多用于治疗痉挛性脑瘫，近期痉挛解除率达98%，术后经过功能训练，行走能力、步态、姿势与生活自理能力有较大改善。精神康复的“上海模式”在国际上都享有盛名。20世纪80年代以来，我国精神康复迅速发展，在患者住院时强调全面康复的重要性，在原来工作治疗、文娱治疗的基础上，又增加了音乐治疗、社交技能训练、行为矫正训练、就业技能训练等，提高了康复效果。经过上海的试点研究，建立起具有我国特色的精神疾病社区防治康复管理体系，这是我国十多年来精神康复研究的最大成就。

社区康复是我国康复工作的基础，我国的专家和社区康复工作者围绕社区康复的概念、模式、发展战略、评估体系、管理方式、效益等问题开展了系列研究，取得了一些共识，如社区康复应因地制宜、多模式建设、分阶段发展、与初级卫生保健相结合，与社区服务相结合，走社会化道路，重在第一线人员培训，抓紧计划和管理。

（四）康复学术组织的建立

1983年卫生部批准成立了中国康复医学研究会（1988年更名为中国康复医学会），这是我国第一个康复医学专业学术团体。该学会目前已有康复医学教育、康复治疗等33个二级专业委员会，29个省、市、自治区也建立了省级的康复医学会，部分地区建起了市级康复医学会。

1995年中华医学会物理康复学会更名为中华医学会物理医学与康复学会。

1986年中国残疾人联合会成立了中国残疾人康复协会，并下设31个康复专业委员会。

1988年民政部成立了"全国民政系统康复医学研究会"。

2003年中国医师协会康复医师分会成立。

多年来，中国康复医学会及各地方学会在团结康复医学工作者、促进学术交流、传播学科信息、培训专业人员、开展学术研究等方面做了大量的工作，是我国康复医学事业发展的重要推动力量。

（五）康复专业著作、期刊的出版

1984年出版的《康复医学》，是我国第一部康复医学的专著。此后又出版了大型综合性康复医学专著，如《中国康复医学》《中国康复理论与实践》《实用康复医学》等。还有专科性康复医学专著，如《偏瘫的现代评价与治疗》《康复评定》《康复心脏病学》《现代康复护理》《中医康复学》等。针对社区康复的需要，出版了《康复指导丛书》和《残疾预防丛书》。还有国内外第一部全面论述残疾预防理论与方法的专著《中国残疾预防学》。陆续翻译出版了腊斯克教授主编的《康复医学》，世界卫生组织的《在社区练习残疾人》《国际残疾分类》《残疾的预防与康复》，日本的《康复白皮书》《康复技术全书》等。康复治疗（技术）专业用教材（本科、专科、中职）及医学院校本科、专科开设的康复医学教材均能满足教学需要。

1986年《中国康复医学杂志》创刊；随后又有《中国康复理论与实践》《中国临床康复》《中华物理医学与康复》《中国康复》《中国心血管康复医学杂志》《中国脊柱脊髓杂志》《神经病学与神经康复学杂志》《中国听力语言康复科学杂志》《中国运动医学杂志》《中国肿瘤临床与康复》《中国组织工程研究与临床康复》《卒中与神经疾病》等专业期刊相继创刊。

第三节　康复医学的内容

康复医学是一门跨学科的应用科学，又是一门具有专科理论和专门技术的医学科学。其主要内容包括康复基础学、康复功能评定、康复治疗技术、临床康复和社区康复等。

一、康复基础学

康复基础学是指康复医学的理论基础，重点是与康复功能训练，特别是与主动功能训练有关的解剖学、生理学、人体发育学、人体运动学，以及与患者生活和社会活动密切相关的环境改造学。

1. 解剖学　是研究正常人体形态结构的科学，可分为系统解剖学和局部解剖学。系统解剖学按人体功能系统分别研究各个器官的形态结构，所涉及的康复基础包括运动系统（运动生物力学、运动生化以及制动对机体的影响）、神经系统、循环系统、呼吸系统、内分泌系统、泌尿生殖系统等。局部解剖学研究人体各局部器官的形态结构。

2. 生理学　是一门研究生物体功能活动规律的科学。它研究生命活动的新陈代谢、生物体对外界环境变化的反应及兴奋性和生殖。它探讨人体功能活动的调节方式，包括神经调节、体液调节和自身调节，以及发生功能变化时的反馈调节。

3. 人体发育学及人体运动学　是研究正常人体各器官的组织结构及运动功能等发育的科学。

4. 环境改造学 是通过调整环境以适应残疾人的生活、学习或工作要求的一门科学。环境改造的目的就是通过建立无障碍设施，消除环境对残疾人造成的各种障碍，为残疾人参与社会活动创造基本条件。

二、康复功能评定

康复功能评定是指在临床检查的基础上，对病、伤、残者的功能状况及其水平进行客观、定性或定量的描述，并对结果做出合理解释的过程。康复功能评定之于康复医学，就如同诊断之于临床医学一样重要。每位患者所能达到的最终康复效果受很多主观和客观因素的影响，但最根本的还是取决于患者的功能障碍情况。因此，全面了解患者功能状态是确定康复目标、制订康复方案、最大限度地帮助患者恢复功能的前提。

康复功能评定需要客观、系统地对个体功能水平进行评定。康复评定的主要内容包括：①运动功能评定，如肌力、肌张力、反射、关节活动度、步态分析、平衡与协调功能、感觉功能、心肺运动试验等评定。②生物力学评定。③日常生活活动能力与社会功能评定，包括日常生活活动能力评定和生活质量评定。④脑高级功能评定，包括言语功能评定（语言功能障碍筛选，失语症、构音障碍、语言发育迟缓评定等）、吞咽功能评定、心理功能评定（认知功能、知觉、智力、人格、情绪评定等）等。⑤神经生理功能检查，如肌电图、神经传导速度测定、诱发电位、低频电诊断等。⑥康复医学特殊问题的评定，如压疮、疼痛、二便和性功能等的评定。⑦环境评定。⑧就业前评定。

康复功能评定能够使“诊断”更精确，并将功能水平数量化，从而制订有效、适合的康复治疗计划。康复评定至少在治疗的前、中、后期各进行一次，中期评定可进行多次。根据每次评定的结果，对前一阶段康复治疗的效率做出客观评价，制订、修改下一步的康复治疗计划。可以说，康复治疗的各个阶段都始于评定、终止于评定。

三、康复治疗技术

康复治疗技术是康复医学的主要内容，可定义为帮助残疾人获得知识和技能，最大限度获得躯体、精神和社会功能的一个主动的、动态的过程。康复治疗可最大限度地增加患者的功能，将残疾与残障降到最低限度，从而促进其活动能力和参与能力。常用的康复治疗技术有以下几种。

1. 物理治疗 物理治疗（physiotherapy，physical therapy，PT）是运用最广的康复治疗技术，包括物理因子疗法（非力学方法）和运动疗法（力学方法）。

（1）物理因子疗法：简称理疗，是指用人工物理因子如电、光、声、磁、冷、热、水等治疗各种疾病的方法，对减轻炎症、缓解疼痛、改善肌肉瘫痪、抑制痉挛、防止瘢痕的增生，以及促进局部血液循环等均有较好效果。常用的理疗有：①电疗，低频电疗法、中频电疗法、高频电疗法。②光疗，红外线疗法、可见光疗法、紫外线疗法、激光疗法等。③超声波疗法。④磁场疗法。⑤温热疗法，石蜡疗法、砂粒疗法、泥疗法等。⑥水疗法，浸浴、淋浴、哈巴德槽浴、步行浴、涡流浴、气泡浴、水中运动等。⑦生物反馈疗法等。

（2）运动疗法：运动疗法是以运动学和神经生理学为基础，使用器械、徒手手法或依靠患者自身的力量，通过某种方式（主动或被动运动等）的运动，达到预防、改善和恢复身体功能障碍及功能低下的一种治疗方法。常用的运动疗法技术有：①常规运动疗法，关节活动范围训练、肌力和耐力增强训练平衡和协调能力训练、站立和转移能力训练、步行能力训练、呼吸运动及排痰能力训练、心肺功能训练等。②神经生理学疗法，布伦斯特伦技术（Brunnstrom technique）、鲁德技术（Rood technique）、博巴斯技术（Bobath technique）、本体感神经肌肉易化法（proprioceptive neuromuscular facili-tation，PNF）。③运动再学习疗法。④其他常用运动疗法技术，如麦胥基力学疗法、关节松动术、按摩疗法、牵引技术、水中运动、医疗体操等。

在运动疗法技术使用过程中，所应用的基本运动种类有被动运动、主动运动、抗阻运动和牵张运动。

2. 作业疗法 作业疗法（occupational therapy，OT）是指针对病、伤、残者的功能障碍，从日常生活活动、工作或劳动中有针对性地选取一些作业活动，对患者进行训练，以恢复患者的独立生活能力的治疗方法。目的是减轻残疾，保持健康，增强患者参与社会、适应环境、创造生活的能力。主要用于日常生活活动障碍、肢体精细动作和认知功能障碍的患者。常用的作业疗法如下。①功能性作业疗法，如木工、纺织、刺绣、雕刻、手工艺品制作等手工操作，套环、七巧板、书法、绘画等游戏活动。②日常生活能力训练，如进食、梳洗、更衣、如厕、家务劳动、床椅转移等训练。③感知和认知障碍的训练，如失认症、失用症、注意障碍、记忆障碍等的训练。④假肢、矫形器及特殊轮椅的操纵和使用训练。⑤自助具的制作。⑥压力治疗。⑦康复环境设计及改造等。

具体的作业治疗训练项目应根据患者的性别、年龄、兴趣、原来的职业和障碍等情况进行选择。

3. 言语治疗 言语治疗（speech therapy，ST）是针对脑外伤、脑卒中、小儿脑瘫、头颈部肿瘤、先天缺陷等引起的语言交流障碍的患者进行言语功能评定和矫治的方法。常见的语言障碍有听觉障碍、语言发音迟缓、失语症、言语失用、构音障碍和口吃等。通过评定，鉴别言语或语言障碍的类型，给予针对性的练习，如发音器官和构音结构练习、单音刺激、物品命名练习、读字练习、情景会话练习等方法以恢复或改善患者的言语交流能力。

对于经过系统言语治疗仍难以恢复言语交流能力的患者，可对其进行言语代偿交流方法的训练如使用交流板、交流册和电脑等交流，以增强交流能力。

近年来神经系统损伤后所致的吞咽功能障碍越来越受到康复医学界重视，针对吞咽障碍的康复评定和治疗也在不断探索和完善中。临床检查包括饮水试验、食管的运动能力以及口腔、咽喉的功能状况等。X线造影录像应该是最为客观、准确的检查方法。在评定的基础上，对患者进行针对性的直接或间接的口腔、面部等运动能力的训练，以及摄食训练和摄食-吞咽障碍的综合训练。

4. 心理治疗 心理治疗（psychological therapy）是通过观察、谈话、实验和心理测验（性格、智力人格、神经心理和心理适应能力等）对患者进行心理学评价、心理咨询和心理治疗的方法。常用的心理治疗包括精神支持疗法、暗示疗法、催眠疗法、行为疗法、脱敏疗法、松弛疗法、音乐疗法和心理咨询等。通过心理治疗，使患者以积极、主动的态度参与康复治疗、家庭和社会生活。患者的精神和心理因素可以影响其整体功能的恢复程度，甚至影响预后和生活质量，康复医学专业人员应重视每一位个体的心理评定和治疗。

5. 文娱疗法 文娱疗法（recreation therapy，RT）是选择患者力所能及的一些文娱、体育活动对其进行治疗的一种疗法。文娱疗法不但可以提高患者的身体功能，改善平衡和协调能力，还能增强其信心，使其得到愉悦，从而调整心理状态。

6. 中国传统治疗　中国传统治疗（traditional Chinese medicine，TCM）包括中药、针灸、推拿按摩、气功、武术等。这些治疗方法在调整机体整体功能、疼痛处理与控制、身体平衡和协调功能改善，以及运动养生和饮食养生等方面具有独特的作用。综合应用中国传统治疗与康复训练能进一步提高患者的功能。中西医结合的康复治疗方法在全球范围内越来越受到重视和推崇，特别是在近年来科研人员应用现代医学的科学实验方法逐步证明了中国传统治疗的有效性和安全性后。

7. 康复工程　康复工程（rehabilitation engineering，RE）是应用现代工程学的原理和方法，通过为残疾人设计与制作假肢、矫形器、自助具和进行无障碍环境的改造等，最大限度地恢复、代偿或重建患者的功能，为其回归社会创造条件，是重要的康复手段之一。特别是对一般治疗方法效果不理想的身体器官缺损和功能障碍者，它是一种主要的甚至唯一的治疗手段。康复工程的内容主要包括假肢、矫形器等功能代偿用品、功能重建用品、装饰性假器官等的设计与制作、无障碍建筑的设计等。

8. 康复护理　康复护理（rehabilitation nursing，RN）是实施早期康复的主要组成部分，也是决定患者康复成功与否的关键组成部分。如果患者的功能未能很好地发挥，不能正常地生活和工作，这就意味着护理工作还没有结束。康复护理人员应该理解和熟悉康复医学的基本概念、主要内容和技能，并使之渗透到整体护理工作中，使康复观念和基本技术成为整体护理工作的一部分。

康复护理是促进患者在其生活环境中获得最高功能水平的一个动态过程。康复护理人员是康复对象的照顾者、早期康复的执行者、将康复治疗转移到日常生活中的督促者、对患者存在问题的协调者和健康教育者。如为防止肌肉萎缩和关节僵直，鼓励患者早期进行肢体主动或被动运动，鼓励患者利用自助工具进食、穿衣、梳洗、排泄等。康复护理要为患者提供良好的康复环境及有益的活动，避免并发症和继发残疾，创造和利用各种条件将功能训练内容与日常生活活动相结合，提高患者的生活自理能力

9. 社会康复服务　社会康复服务（social rehabilitation work）是一项为残疾人的社会需求提供服务的工作。社会康复服务人员首先应该对患者的生活理想、家庭成员构成情况及相互关系、社会背景、家庭经济、住房和社区环境等进行了解和评定，然后协调好残疾人与社会间的相互适应关系。例如，住院期间帮助患者尽快熟悉和适应环境，正确对待现实和将来，树立生活信心，与家人一起向社会福利、服务、保险和救济部门求助；治疗期间，协调患者与康复各专业成员的关系；出院后进行随访，帮助患者与社会有关部门联系，解决实际困难。

10. 职业康复治疗　职业康复治疗（vocational rehabilitation therapy）是通过对患者致残前的职业专长、职业兴趣、工作习惯、作业速度、工作技能、身心功能状况、就业潜力及职业适应能力作出综合性分析与评估，帮助选择能发挥其潜能的职业项目，对适宜就业者提出建议，对需要就业者进行就业前适应性训练，为回归社会打下基础。

四、临床康复

临床康复是对临床各科各类伤病所致的功能障碍进行有针对性的康复功能评定和康复治疗。康复医疗的共性原则包含五个方面：因人而异、循序渐进、持之以恒、主动参与和全面康复。康复治疗介入越早，结局越好。目前已形成多个临床康复亚专业，如肌肉骨骼康复、神经康复、内外科疾病康复等。

1. 肌肉骨骼康复 研究人体肌肉骨骼疾病的临床处理、功能评定和康复治疗的专业。涉及疾病主要包括骨折、运动创伤、截肢、关节置换术、颈椎病、腰椎间盘突出症、骨关节炎、类风湿关节炎、软组织损伤和烧伤等。

2. 神经康复 研究人体中枢神经和周围神经系统疾病的临床特点、功能评定、康复治疗和功能结局。中枢神经系统疾病，包括脑卒中、脑外伤、脑性瘫痪、阿尔茨海默病及脊髓损伤、脊髓炎等。周围神经系统疾病，包括脊神经病变、神经丛和神经干损伤等。

3. 内外科疾病康复 研究内外科系统疾病，如原发性高血压、冠心病、慢性充血性心力衰竭、糖尿病、慢性阻塞性肺疾病、肿瘤、下肢深静脉血栓形成、肠粘连等的临床特点、功能评定和康复治疗。

五、社区康复

社区康复（community-based-rehabilitation，CBR）是1976年WHO提出的一种新的、有效的、经济的康复服务途径。1981年WHO康复专家委员会所下的定义是："社区康复是在社区的层次上采取的康复措施，这些措施是利用和依靠社区的人力资源而进行的，包括依靠有残损、失能、残障的人员本身，以及他们的家庭和社会。"CBR确保残疾人能充分发挥其身心能力，能够获得正常的服务与机会，能够完全融入所在社区和社会之中。CBR强调的是充分利用社区资源，鼓励病、伤、残者及其家庭的积极参与。社区康复计划必须包括转介服务部分。一些康复技术由上级机构［专业机构康复（institution based rehabilitation，IBR）］指导，而一些难以在社区解决的困难问题，又必须向上级机构转送。这种上下转介系统是CBR的重要内容。

CBR是在社区的范围内，依靠社区的行政领导和群众组织，依靠社区人力、物力、信息和技术，在基层条件下以简便、实用的方式向残疾人提供全面康复服务。CBR的优点是服务面广、方便快捷、实用易行、费用低，有利于残疾人回归家庭和社会，应大力推广，以解决大部分残疾人的康复问题。

—• 考试知识点总结 •—

—• 本章小结 •—

—• 协和云课堂…… 拓展练习及参考答案 •—

（徐娜娜）

第二章　康复医学的重要性及人才培养

教学课件

学习目标

素质目标

具有全面康复、康复效益观和健康新观念的思维模式。

知识目标

（1）掌握：康复医学与其他医学的关系。

（2）熟悉：康复治疗的重要性。

（3）了解：我国康复医学人才培养发展及趋势。

能力目标

能够运用全面康复及康复效益观看待并处理临床康复问题。

案例导入

【案例】

患者，男性，25岁，篮球运动员。因“左膝前交叉韧带断裂”到医院就诊。患者自诉打篮球时摔倒，出现膝关节疼痛、关节活动受限，休息后不能缓解，家人送至医院，经相关检查后诊为左膝前交叉韧带断裂。医生建议行韧带修复术，术后转入康复科进行治疗。

【问题】

该患者在临床骨科治疗与康复科治疗有什么区别？

·核心知识拆解·

现代医学体系为临床医学、康复医学、预防医学与保健医学组成的四位一体的医学体系。随着当代疾病谱的变化、对健康的认识与提高及医学模式的转变，推动了康复医学在医学体系中的发展和地位，使得康复医学得到越来越多的重视。康复医学与其他医学相互独立、相互区别，却又相辅相成，互相配合，共同为人们的健康保驾护航。

随着社会的发展、医疗水平的进步、健康观念的转变、医疗模式的发展，康复医学在维护人民健康、促进社会发展上产生日益巨大的效益。康复医学的效益主要体现在功能效益、医疗效益、管理效益、社会效益及经济效益五个方面。因此康复治疗的重要性越来越突出，康复治疗师在医疗体系中的地位也得到越来越多的认可，在患者的康复过程中扮演着关键角色。

在我国，康复治疗人才的培养大致经历了短期培训、本专科学历教育及研究生教育阶段。逐渐从摸索培养发展为规范教育。康复治疗师的社会需求量大，康复治疗人才数量逐渐增多。但目前我国现有康复治疗师人数与需求量相比差距巨大，因此我国仍需要大力发展康复医学专业教育，加快康复治疗人才培养，不断提高专业水平。

本模块分别从康复医学在现代医学中的地位、康复医学与其他医学的关系、康复医学的作用、我国康复医学人才培养及发展趋势四个方面进行介绍，有利于更全面、深入了解康复医学的重要性及意义，从而树立职业认同感。

第一节　现代医学发展变化对康复医学的影响

一、当代疾病谱的变化对康复医学的影响

1．当代社会主要健康威胁发生结构性转变，表现为以慢性病为主导的趋势。疾病谱，即由固定谱阶组成的疾病过程，根据其对人群的危害程度，由重到轻进行排序。世界卫生组织（World Health Organization，WHO）提出，虽然传染病、急性病及意外事故目前是人类死亡的重要原因，但是慢性非传染性疾病（如高血压、心脑血管疾病、糖尿病等）已成为当代威胁人类健康及加剧社会医疗负担的主要问题。WHO于2019年调查发现，慢性病导致的死亡人数已占全球总死亡人数的63%以上，并且慢性病患者多数会引发各类并发症，遗留或伴随不同程度的功能障碍。随着社会经济的发展，医疗科技水平的进步，功能障碍者的生命周期延长，对于功能障碍者的生存质量要求也逐步提高，因此有待于康复医学的介入。

2．适应人口老龄化社会的发展需要。随着医疗水平的进步，人类寿命不断延长，人口老龄化社会发展迅速，全球医学面临新的挑战。我国第七次全国人口普查数据显示，60岁及以上人口的比重达到18.70%，其中65岁及以上人口比重达到13.50%，意味着我国已实际进入中度老龄化阶段。随着年龄的增长，老年人身体功能下降易患各类老年病和慢性病，并且往往遗留不同程度的功能障碍，迫切需要康复介入以提高晚年生活质量。党的二十大报告强调，实施积极应对人口老龄化国家战略。为了适应人口老龄化社会的发展，康复起到至关重要的作用。

3．自然灾害和人为灾害的促进。自然灾害（例如地震、海啸等）和人为灾害（例如战争、交通事故、高空坠落、工伤等）的发生必然会遗留大量的功能障碍者，为了减少或避免残疾的发生、提高功能障碍者的生活质量、减轻社会医疗负担，康复的介入是十分必要的。

二、健康观念的变化对康复医学的影响

“什么是健康？”每个人对“健康”理解并不一定正确。随着时代的发展、经济水平的提高，人们对健康的认识也有所改变。健康的内涵随着社会文化教育的发展和医学科技的进步也不断在更新、完善，随着历史的发展经历了系统的演变。

在古代，人们的思想观念主要为朴素唯物主义，从整体的角度来看待人体的健康。我国古代以“天人合一”“阴阳平衡”的思想为代表，认为人体与自然环境保持一致才能维持人体健康。随着17世纪力学、机械学的发展，在机械唯物论的思想中人们对健康的观念又发生了变化，认为人体与运作的机械相似，把健康的机体比作协调运转加足了油的机械。

18世纪以来，在机械论的基础上解剖学、生物学发展，推动了医学的进步。但与此同时人们又提出生物、心理、社会的因素对机体也有一定的影响，机械论存在一定局限性。

19世纪，自然科学的发展，进一步推动了生物学和医学的发展，因此建立了健康的生物医学观念。

20世纪30年代，人们逐渐认识到人体是一个复杂的层次系统，健康是体内各系统各层次结构和功能耦合的结果。

20世纪40年代，医学研究趋势开始从整体出发。WHO提出著名的健康三维概念：“健康不仅是没有疾病或虚弱，而是身体、心理和社会适应的完满状态。”

1988年国际心理卫生协会年会上，又将“道德品质”纳入健康概念当中。因此健康的内涵应是“身体、心理、社会适应、道德品质的良好状态。”这一健康新概念的提出，促使了人们的健康观发生了转变，结束了“无病就是健康的”旧观念。

1990年WHO进一步定义了四维健康概念，即“一个人在身体健康、心理健康、社会适应健康和道德健康四个方面皆健全。”

1992年。WHO在《维多利亚宣言》中提出了健康四大基石：合理膳食、适量运动、良好生活习惯、心理平衡。越来越多的人认识到自己身体健康的同时，心理健康也是十分重要的。从康复医学的角度来看，功能障碍者的心理状态对整个康复治疗过程能否顺利进行起着至关重要的作用。

三、医学模式的转变

医学模式是人类为保护健康与疾病作斗争时观察、分析和处理各种问题的标准形式和方法，是人类获取健康和与疾病作斗争的经验总结，它随着医学科学的发展与人类健康需求而不断完善。从古至今，医学模式经历了神灵主义医学模式、自然哲学医学模式、机械论医学模式、生物医学模式、生物－心理－社会医学模式几个阶段。

1. 神灵主义的医学模式　神灵主义的医学模式是一种原始的医学模式，是在医学起源时期形成的对医学的一种总体认知方式。该医学模式认为每个人的生命与健康是上帝神灵所赐，疾病和灾祸是天谴神罚。因此人们生病时主要依赖求神问卜、祈祷等。

2. 自然哲学的医学模式　古希腊的医学认为，生命是由土、气、火、水四种元素组成，四元素与冷、热、干、湿四种物质配合成四种体液，即血液、黄胆汁、黑胆汁和痰。四种体液的协调与平

衡决定人体的体质和健康。在我国，中医认为人体五脏与金、木、水、火、土这五行相对应。五脏间通过生克制化维持生理功能。

3. 机械论医学模式 15世纪以后，欧洲文艺复兴推动了自然科学技术的进步，带来了工业革命的高潮和实验科学的兴起，机械论有了长足发展，出现了机械论医学模式，即“生命活动是机械运动”。

4. 生物医学模式 随着科学技术的发展，解剖学、生理学、病理学等技术进步，促使人们更加深入地探索疾病的原因和治愈疾病的方法。因此在实验生理学与细胞病理学的基础上形成了生物医学模式。该模式认为人体的每一种疾病都是由于器官、组织、细胞上发生形态或化学上的变化。然而该模式忽略了人不仅是生物人，同时还是社会人。忽略了除生物学因素外，还存在心理和社会因素。

5. 生物-心理-社会医学模式 20世纪30—40年代，人们开始逐渐意识到心理因素对疾病存在一定的影响，心理因素被逐渐重视。20世纪70年代，美国精神病学专家恩格尔提出生物-心理-社会新医学模式。该模式更加突出人的整体性，认为影响人类健康的四大因素为环境、生物、行为生活方式和卫生服务。单一的生物模式并不能解释一切医学问题，因而在生物模式基础上，加入心理、社会因素并行的生物-心理-社会医学模式，是目前公认的最为科学的医学模式。在临床中，要体现以人为本的观念，既要考虑患者的躯体情况，还要考虑患者的个性心理、社会环境等方面，从这多个角度出发去了解患者，为患者制定个性化的治疗方案。目前，在康复医学中提倡提高功能和全面康复，这也是基于生物-心理-社会医学模式的理论基础，利用康复医学的方法预防和恢复功能障碍，最终使患者回归家庭，回归职业，回归社会。

第二节 康复医学与其他医学的关系

现代医学体系由临床医学、康复医学、保健医学和预防医学共同组成。“四位一体”的现代医学模式共同维护并保障人类的健康，四者之间相互区别但又密切联系。在临床实践中，虽然康复医学与其他医学的任务和方法不同，但同属于医学科学体系，都是基于解剖学、病理学、生理学等基础科学为基础，但相互交叉、渗透和重叠。

微课：康复医学与临床医学的关系

一、与临床医学的关系

康复医学与临床医学相互联系，两者的最终目的都是为了恢复患者的健康。在时间上，临床治疗与康复并进，不能简单地划分治疗期和康复期。

1. 康复医学与临床医学相互促进与发展 临床医学的迅速发展促进了康复医学的发展。随着外科和内科对重症损伤和疾病的成功治疗，慢性病患者、残疾人、老年病患者的数量增加，这促使了康复医学的发展。康复治疗贯穿于临床治疗的整个过程，康复医师和治疗师参与临床治疗计划的判定和实施，确保患者在治疗过程中得到全面的康复。

2. 康复医学与临床医学紧密合作与协作 在许多疾病的治疗过程中，康复医学与临床医学存在交集和协作。康复医学不仅仅是临床医学的补充，在某些情况下也是临床医学治疗的重要组成部分。康复医师和治疗师参与临床治疗计划的判定和实施，确保患者在治疗过程中得到全面的康复。

3. 康复医学与临床医学的区别 康复医学与临床医学的最终目的是一致的，但是在临床实践中存在着明显的区别。了解康复医学与临床医学的区别，对进一步加强临床工作中康复与临床医学的有机合作具有重要意义。两者之间主要区别包括以下几个方面。

（1）治疗方向不同：传统临床医学的对象为疾病（患病的个体），着眼于抢救生命、治愈疾病，主要以生物医学模式为主。康复医学的对象为功能障碍（病残的个体），以功能障碍为中心进行功能训练，或采取代偿、补偿方法，更注重整体功能，提高患者日常生活活动能力，最终回归社会，更加强调生物-心理-社会医学模式。如交叉韧带断裂的患者，膝韧带断裂需要进行手术治疗，骨科的处理是探明韧带损伤的部位和程度后，实施手术修补。手术成功，伤口愈合，骨科处理结束。临床治疗虽然通过手术的方式将韧带缝合，恢复正常的生理结构，但术后由于制动会造成下肢肌肉萎缩，本体感觉受损，心肺功能下降，同时会进一步导致运动功能障碍，这些问题是临床治疗无法通过手术或药物治疗的方法改变的。

康复医学针对的是功能障碍，目标并不是治愈疾病。韧带修复术后患者转到康复科后，先评定患者功能状态，针对功能问题制定个体化的、不会加重原有膝损伤的运动方案，一方面防止持续卧床引起的并发症并控制体重，另一方面采用不同的运动策略，发展相应的肌群和改善关节活动度，逐渐提高患者运动耐力；同时对膝关节局部进行理疗以消肿镇痛；采用特定的支具来加强和支持膝关节；最后还要进行心理辅导，指导患者今后正确的运动方式，帮助患者树立信心。

（2）诊断与评价方式不同：临床医学的疾病诊断采用的是国际疾病分类（ICD-10）。该分类是以病因分类为基轴，辅以解剖部位和其他的分类方法制定。康复医学的评定模式则采用国际功能、残疾和健康分类（international classification of functioning，disability and health，ICF），简称“国际功能分类”。ICF的核心概念是个体在特定领域的功能取决于个体健康状况和背景因素（环境和个人因素）之间的交互作用，该分类系统提供了能统一和标准地反映所有与人体健康有关的功能和失能的状态分类。

（3）实施方式不同：临床治疗的实施主要通过专科医师和护士完成，医师负责诊断和制定治疗方案并下达医嘱，多采用药物等治疗方式，再由护士接受医嘱对患者进行药物治疗等操作。康复治疗则采用多学科治疗小组的模式，由康复医师带头，集合物理治疗师、作业治疗师、言语治疗师、康复护士、社会工作者、康复工程师、心理咨询师等共同参加康复小组会议，为患者制定个性化的、全方位的康复评定及治疗方案。

（4）患者参与方式不同：临床治疗过程中患者多采用被动接受治疗的方式，例如手术治疗，然而在康复治疗中更加强调患者的主观能动性。患者为主动参与的一方。尽管临床治疗也需要患者主动配合，但临床治疗大多工作主要有医师和护士实施，康复治疗过程中如果没有患者的主动参与，康复效果则会大打折扣，无法达到预期的康复目标。

二、与预防医学、保健医学的关系

1. 康复医学与预防医学的关系 预防医学主要研究传染病和流行病的病因、预防、筛查、控制和消灭等方面的基本知识和技能，进行传染病和人群流行病的防控、病因调查和疾病监测等。通过积极的措施，如健身锻炼和合理的生活习惯，防止各种疾病的发生，从而减少功能障碍的可能性，这是康复医学的一级预防。许多疾病在发病后，需要积极地进行康复介入，预防继发性功能障碍或残疾的发生，这是康复医学的二级预防。发生功能障碍后，可以通过积极的康复锻炼，防止功能障碍的加重或恶化，这是康复医学的三级预防。康复医学和预防医学在上述几个方面的内容是一致的。

2. 康复医学与保健医学的关系 保健医学是研究环境对人群健康的影响，并探讨其发病的规律，从而制定有效的预防对策和措施，以达到保护健康、促进健康的科学。预防、保健与康复治疗的关系是相互渗透、相辅相成的，三者之间的治疗方法可以相互配合使用。如康复治疗措施可应用于预防保健，预防保健的手段也可促进康复治疗。但总体来看，预防、保健可实施的操作手法偏少，实施者可以是任何人，而康复治疗则需要专业康复治疗技术人员实施，手法相对偏重。康复医学中部分治疗措施也可以应用于正常人群的预防保健，从而起到“未病防病，已病防发展”的作用。

第三节 康复医学的作用

2021年3月23日习近平在福建考察调研时指出：“人民至上、生命至上。人民的幸福生活，一个最重要的指标就是健康。健康是1，其他的都是后边的0，1没有了什么都没有了。”健康是幸福生活最重要的指标，健康对个人、家庭、社会乃至国家都具有重要意义。随着社会的发展、医疗水平的进步、健康观念的转变、医疗模式的发展，康复医学在维护人民健康、促进社会发展上体现出日益巨大的重要性。

一、功能层面

康复医学的对象是功能障碍者，以功能障碍为中心对患者进行康复治疗。在临床治疗中，许多疾病虽然可以通过药物治疗或手术治疗得到疾病的治愈，但疾病治愈后部分患者会遗留功能障碍，使得慢性伤残患者增多。随着健康观念的改变，人们已不仅仅满足于疾病治愈，更加注重整体功能的改善及生活质量的提高，康复医学适应了这种需求。调查显示，接受康复治疗的脑卒中患者中，90%的患者能够重新行走并自理生活，30%的患者恢复做较轻工作的能力，而不进行康复治疗的脑血管患者，其恢复率只有6%和5%。根据《国家康复医学专业医疗服务与质量安全报告（2019年）》调研结果显示，1403家医院康复医学科的日常生活活动能力改善率为73.75%，表明康复医疗对患者功能恢复具备明显效用。康复医疗最终目的就是满足人民群众得到优质、高效、方便的康复医疗服务的需求，也就是合理应用有限的条件，最大限度地提高康复医学医疗服务水平，改善患者的功能，提高他们的生活质量。

二、医疗层面

从临床地位来分析，康复医学是与预防医学、临床医学、保健医学并列的第四类医学，在医疗体系内发挥了重要的作用——弥补临床医学不足。康复医学致力于消除和减轻人的功能障碍，弥补和重建人的功能缺失，设法改善和提高人的各方面功能，即功能障碍的预防、诊断、评估、治疗、训练和处理。药品和手术治疗虽然能够直接治疗病痛，但无法实现功能恢复，必须依靠康复医学。由于缺乏积极主动的运动锻炼，会导致不必要的功能障碍的发生，因此形成恶性循环，进一步影响患者的生活自理与社会参与。如骨折患者在复位固定后，由于受到旧观点（主张过度的休息保护）的影响，长期制动容易产生局部软组织的粘连，表现出关节活动受限、肌肉萎缩，容易进一步出现运动功能障碍，对运动产生恐惧心理，影响其日常生活活动。同时，对于长期功能障碍的人群，如完全性脊髓损伤患者或截肢患者，康复医学可以通过假肢矫形器或轮椅等进行训练，使患者能够进行体位转移或提升步行能力，采用作业治疗等方法提高患者日常生活自理能力，采用职业康复帮助患者重返职业和社会，通过心理康复恢复患者的信心。因此，在一定程度上康复医学完善了医疗内涵，解决了临床医疗难以解决的难题。

三、管理层面

康复医学的效益也体现在管理方面，通过科学的管理能够加快临床周转，优化医疗资源的利用，促进卫生资源的合理分配，提高医疗质量和安全。通过早期康复治疗，可缩短患者的住院周期，减少药物治疗的用量，减少并发症的发生，从而减轻医疗卫生资源负担。临床治疗中，神经系统疾病、骨科疾病、心肺疾病等患者，在病情稳定后还需一段时间的住院治疗。如果将病情稳定的患者及时转入到康复科就诊，可以在接受临床治疗的同时进行早期康复治疗。这不仅可以缩短治疗周期，更快、更好地恢复身体功能，还可以节约出临床急诊病床，让更多急性期的患者接受临床治疗。目前，部分医院康复医学还建立分级诊疗和双向转诊机制，可实现医疗资源的合理配置和高效利用。例如，三级医院与辖区内医疗单位实行分级诊疗、双向转诊政策，确保患者在不同级别的医院间享受同质化的康复治疗，从而在黄金恢复期内达到最大功能恢复。

四、社会层面

康复医学医疗服务的最终目的就是满足人民群众对优质、高效、方便的康复医疗服务的需求，也就是合理利用有限的条件，最大限度地提高康复医疗服务的水平，改善患者的功能、提高其生活质量。随着社会的发展和经济、生活水平的提高，患者对医疗的要求已不满足以往的伤病的临床治愈，进一步要求功能的改善与恢复及生活质量的提高。康复医学正是适应了这种需要。康复医学医疗服务的结果提高了患者生活自理的能力及从事适当工作的能力，使一部分残疾人从社会供养的消费者改变为社会的生产者，减轻了患者家庭和社会的负担。实践证明，康复医疗服务的社会效益很大。这一点已被公认。

五、经济层面

经济效益是指劳动与服务成果之间的比值，成本投入与产生之间的比值。康复医学医疗服务强调在综合性医院中的早期康复、早期服务，使得急诊科、神经内外科、骨伤科、重症科、老年科的危重患者得到了有效的帮助，增强了患者体质，防止了并发症和某些后遗症的发生，改善了患者全身各脏器、各系统的功能，有利于患者原发伤病的好转与治愈。康复医学医疗服务实践证明：开展早期康复医学工作的医院中各临床科室周转率明显提高。对于患者来说，早期介入康复，缩短住院周期、减少药品使用，降低疾病复发率，从而可实现降低治疗费用，减轻家庭经济负担。当患者经过康复治疗，功能提高或恢复，可以重返职业、重返社会，再次提供劳动。

第四节　我国康复医学人才的培养及发展趋势

一、康复治疗人才的培养

康复医学自20世纪80年代引入我国，在国家政策的支持下得到了迅速的发展，康复医学逐渐成为卫生医疗的重要组成部分。我国康复治疗需求大，康复人才缺口大，因此康复人才成为社会紧缺型技能人才。中国康复医学教育体系也发生了巨大的变化，经历了从无到有，从培训学习发展为不同层次学历教育，从摸索培养发展为规范教育，康复相关专业发展逐渐完善。

在我国康复医学刚起步处于萌芽阶段时，还未形成康复专业教育。1982年，在卓大宏教授带领下，广州中山医学院成立了第一个物理医学与康复医学教研室，从此开始了康复医学的学习。1984年，卫生部发文要求在全国医学高等院校临床医学专业中开设康复医学课程，有力地推广了康复医学知识。因此在1983—1988年，康复医学教育主要通过短期培训的形式进行，时间从1个月到1年不等。

1989—2000年，康复治疗专业教育开始形成，国内出现中专、大学专科和本科的康复专业教育。1989年首先在职业院校建立了康复技术专业，2000年教育部在《中等职业学校专业目录》中增加了康复技术专业。在此期间，我国卫生部与国内外康复组织联合举办康复医学培训班，大力推动了我国康复事业的发展。国家卫生部与WHO西太区、香港复康会合作，启动了“十年千人计划”，即“实用康复医师证书培训班”；卫生部与WHO、香港复康会合作在安徽医学院（现安徽医科大学）举办“实用康复治疗培训班”，为我国康复医学事业培养了大批优秀人才。

2002年以后，卫生部与教育部开始组织不同层次职业院校康复技术专业教材编写，统一制定康复技术专业教学大纲，制定了康复治疗技术岗位的任务和要求，开始将康复治疗专业纳入国家全日制高等教育计划，并批准部分高校开设本科康复治疗专业。我国第一批本科康复治疗专业开设于2001年南京医科大学，首都医科大学紧随其后。2006年，卫生部启动本科康复治疗专业教材编写工作，为康复治疗专业本科教育建设作出重要贡献。随着多学科模式的发展，康复相关专业也逐渐与其他专业交叉融合，近年来涌现出不少交叉学科，例如运动康复、康复工程等专业。

截至2024年，全国共有396所高校开设了康复相关专业，包括康复治疗学、运动康复、康复物理治疗、康复作业治疗、听力与言语康复学、教育康复学、中医康复学、康复工程8个本科专业，以及康复治疗技术、社区康复、康复工程技术3个专科专业。

随着职业康复技术专业教育和本科康复治疗专业教育日渐成熟，人们对康复提出更高要求，康复医学研究生教育也逐渐发展起来。2017年，经过教育部医学技术类教学指导委员会多年的努力，国务院学位办批准设置医学技术类研究生学位点。由此，中国康复治疗师的高学历教育在国家层面上拉开了帷幕。

不仅如此，康复医师毕业后的规范化培训制度也在日渐完善，陆续出台的《康复医学科医师培训标准》《康复医学科医师培训基地标准》《康复治疗专业人员培训大纲（2023年版）》，进一步推动了康复医学教育体系的完善，有利于康复专业在我国的规范化、多元化发展。

二、我国康复医学专业发展趋势

随着医学模式的转变、人类疾病谱的变化、人们对健康要求的提高，康复医学在医疗卫生领域的重要性越来越突出，成为现代医学不可或缺的一部分。并且康复医学正在逐渐多元化发展，与多学科交叉融合。目前在深化研究康复医学专业的同时，康复亚专业的建设也越来越成熟，肿瘤康复、产后康复、精神康复、烧伤康复、心理康复、老年康复等，尤其受到康复机构和患者的青睐。随着科技的进步，大康复理念的发展，多学科跨界融合，康复医学与体育学、理学、工学、计算机等多个学科交叉发展，形成运动康复、康复工程等新兴专业，探索“互联网+康复”、康复医联体等新兴康复模式。康复医疗的高科技含量也持续增加，各类先进技术如芯片技术、信息化、纳米技术、机器人技术等的发展与成熟也将推动康复医学完成进一步跨越式的发展。

—• 考试知识点总结 •—　　　**—• 本章小结 •—**

—• 协和云课堂······ 拓展练习及参考答案 •—

（李玉茹）

第三章　残　疾　学

教学课件

学习目标

素质目标

（1）具备残疾学思维、批判性思维。

（2）具备良好的医患沟通观念。

（3）具备团队协作意识。

知识目标

（1）掌握：残疾学的基本概念；国际残疾分类方法ICIDH和ICF。

（2）熟悉：残疾的三级预防。

（3）了解：致残原因；残疾预防措施；残疾与康复治疗的关系；我国残疾人分类标准及残疾相关政策法规。

能力目标

（1）能处理康复患者残疾问题。

（2）能开展健康教育。

案例导入

【案例】

患者，女性，42岁。患者半年前遭遇车祸，事故中受到严重撞击，导致T_{10}椎体发生骨折。当时紧急送往医院救治，经影像学检查确诊后，立即进行内固定手术。手术顺利，术后患者生命体征平稳，但双下肢出现感觉运动障碍，被诊断为脊髓损伤。术后，患者遵医嘱回家休养，并进行必要的康复锻炼，但康复进展缓慢，患者长期卧床。

【问题】

1. 试用“国际功能、残疾与健康分类”对该患者进行分类。

2. 针对该患者当前情况，最需要采取的残疾预防措施是什么？

·核心知识拆解·

残疾人群作为人类社会中的特殊群体，其生存状况已成为全球广泛关注和重视的议题。康复医学专注于这一群体，致力于帮助残疾人恢复、重建或代偿其丧失或受损的功能，以最大限度地提升其生活质量。

现代康复医学的发展根植于残疾学的深入研究之中。只有当我们全面且深入地理解残疾的本质，才能准确把握康复医学的核心使命与实践要求，从而更有效地推进康复医学的发展。

本章内容将系统介绍残疾的基本概念、致残原因、分类与分级、预防等内容，对于深入开展康复工作、保障残疾人权益具有重要意义。

第一节 基本概念

一、残疾

残疾（disability）是指由各种躯体、身心、精神疾病或损伤，以及先天性异常所致的人体解剖结构、生理功能的异常或丧失，造成机体长期、持续或永久性的功能障碍，以致不同程度地丧失正常生活、工作和学习能力的一种状态。广义的残疾包括残损、残障，为人体身心功能障碍的总称。

人体的组织与器官各自承担着特定的生理功能，而致残因素会引发人体解剖结构、生理功能乃至精神层面的异常，进而干扰组织、器官功能的正常运作，造成功能障碍，最终演化为残疾状态。

依据致残因素造成的身心功能障碍是否具有可逆性，残疾可被区分为暂时性残疾与永久性残疾两类。①暂时性残疾：意味着组织或器官的功能受损是暂时的，具有恢复的可能性。如骨折会暂时性地剥夺患者局部功能，但一旦骨折愈合，功能便能得以复原。②永久性残疾：是指由致残因素导致的功能损伤是持久且不可恢复的。如因伤病而进行的截肢手术，患者的肢体及其原有功能将永久丧失，无法恢复。

二、残疾人

关于残疾人（person with disability）的定义与评定，各国际组织及国家从不同维度给出了各自的评定标准。

1975年，世界卫生组织对“残疾人”的定义为“因先天或后天因素，在身心层面存在不健全，导致难以完全满足个人或社会需求的人群”。国际劳工大会的定义则侧重于职业影响，认为残疾人是指“因正式认定的身心损伤而在职业获取、维持及晋升上受到显著阻碍的个体”。2006年，《残疾人权利公约》在联合国大会上通过，公约将残疾人定义为“生理、心理或感官上存在先天或后天缺陷的人”。

在中国，《中华人民共和国残疾人保障法》明确指出，残疾人是指“具有不同程度躯体、身心、精神疾病和损伤或先天性异常的人群的总称。其机体结构、器官功能、心理与精神功能障碍或丧失，失去部分能力或不能以正常方式从事正常活动”。如小儿麻痹症患者、聋哑人等。

据统计，全球残疾人数量约为6.5亿，约占世界总人口的10%；而在我国，残疾人总数约8296万，占全国总人口的6.34%。

这一群体在身心功能上面临不同程度的挑战，其生活与工作潜力有待发掘。通过提供适宜的康复服务与训练，可为他们参与社会生活创造更为有利的条件，从而使残疾人的潜力得以释放，生活与工作状况得以改善。

三、残疾学

残疾学是以残疾人及残疾状态为主要研究对象，专门研究残疾的发生原因、流行病学特征、表现特点、发展规律、结局，以及残疾的评定、康复与预防的学科。残疾学以医学为基础，涉及社会学、教育学、管理学等学科及政策法令法规，是自然科学与社会科学相结合的产物。残疾学也是康复医学的重要内容之一。

第二节　致 残 原 因

残疾的出现深受文化背景、社会环境、自然条件及医疗水平的综合影响，不同历史时期和不同国家地区的致残原因呈现出显著差异。在发展中国家，残疾的主要诱因集中在营养不良、传染病、孕产期并发症及低水平的产后护理等方面，这些原因约占致残原因的70%。相比之下，发达国家的致残原因则更多样化，主要包括意外事故、慢性病、老年病、精神疾病、社会心理压力，以及不良生活习惯（如吸烟、药物滥用、过量饮酒、生活无规律、饮食不均衡和缺乏运动）等。

致残原因广泛，总体上可以分为先天性因素与后天性因素，且以后天性因素占据主导地位。

一、先天性致残因素

（一）遗传因素

遗传因素包括亲代遗传物质异常及基因突变，导致个体在发育过程中或出生后表现出残疾，如先天性大脑发育不全、智力发育迟缓、先天性畸形、先天性聋哑等。

（二）孕产因素

1. 妊娠期因素

（1）营养摄取不足：孕妇若缺乏叶酸，易引发胎儿神经管畸形；碘元素不足则可能导致克汀病，影响胎儿智力；氟、硒等微量元素的缺乏，同样能引发多种胎儿先天异常。

（2）孕期病原体感染：孕早期感染流感病毒，可能引发胎儿唇腭裂或中枢神经系统异常；肝炎病毒感染可导致胎儿先天性畸形；风疹病毒感染则与先天性白内障、心脏畸形及耳聋风险增加相关。

（3）有害环境暴露：孕早期接触X线，可能阻碍胎儿发育，导致畸形；服用降压药可能影响子宫胎盘血流，进而造成胎儿生长受限；氨基糖苷类抗生素因具有肾毒性和耳毒性，对胎儿存在潜在风险；抗甲状腺药物可能导致胎儿甲状腺肿大。此外，吸烟和饮酒也对胎儿成长及胎盘功能产生不利影响。

2. 分娩期因素

（1）异常分娩过程：子宫收缩异常（过强或过弱）、胎位不正（如臀先露）等均可影响胎儿的正常娩出。

（2）分娩并发症：脐带脱垂、胎膜过早破裂、胎儿窘迫等，可导致胎儿宫内缺氧及直接损伤，增加新生儿患脑瘫、外周神经损伤及骨折等疾病的风险。

二、后天性致残因素

（一）疾病因素

疾病是残疾的重要诱因，其中传染病、慢性病及老年病尤为突出。如脊髓灰质炎会引发肌肉萎缩和肢体畸形，乙型脑炎和流行性脑脊髓膜炎则可能导致失语、强直性瘫痪和精神异常；沙眼可致盲，麻风病、麻疹及急性出血性结膜炎等亦具致残风险。随着社会人口老龄化加剧，颈肩腰腿痛、心脑血管疾病、慢性阻塞性肺疾病、肿瘤、糖尿病、白内障、帕金森综合征、类风湿关节炎及慢性疼痛等老年病和慢性病日益增多，成为致残的主因。

（二）意外事件

意外事件也是致残的重要因素，包括无意识伤害和故意伤害两类。①无意识伤害如交通事故、工伤、体育及户外运动中的意外损伤，以及自然灾害等。②故意伤害：则涵盖斗殴、战伤及虐待等。

（三）理化因素

理化因素同样不容忽视，包括物理因素如放射线、噪声、振动及高温等，以及化学因素如药物、酒精、有害化学物质、农药等。如滥用链霉素、庆大霉素可致耳聋，酒精中毒和服用过量镇静药可影响感知、情感及智力，而铅、砷、汞等有毒物质中毒亦能致残。

（四）营养失衡

营养失衡，尤其是营养不良，是致残的另一大原因。营养素的摄入与身体需求失衡，如蛋白质缺乏导致发育迟缓，维生素A不足引发角膜软化，维生素K缺乏可能导致小儿脑出血及瘫痪，维生素D缺乏则易造成小儿骨骼畸形。在发展中国家，营养不良是导致残疾的首要因素，全球约有1亿残疾人口因此致残。

（五）社会心理因素

现代社会的生活节奏快、人际关系复杂，加上学习、就业、生活等多方面的压力，对心理和精神健康构成威胁，成为导致精神残疾的重要因素。生活事件如升学、择业、恋爱、婚姻等处理不当，对青年人的心理健康尤为不利。

（六）其他因素

环境污染、不良生活习惯如吸烟、酗酒、作息不规律、饮食不均衡、缺乏运动等，均可能引发营养障碍或形成异常人格及行为模式，进而致残。此外，原发疾病及残疾的并发症，如脊髓损伤后的肌肉萎缩和关节挛缩等，属于继发性残疾，可进一步加重残疾程度，同样值得关注。

第三节　残疾分类

残疾的分类需考虑多个领域，卫生保健、预防策略、康复服务、人口统计、保险赔付、社会安全网构建、劳动就业、教育体系、经济发展规划、社会政策制定及法律框架设计等方面，均对残疾分类发挥着举足轻重的指导作用。各国依据自身实际情况，采用不同的残疾分类体系来指导残疾人相关工作。

在进行残疾状况调查时，各国倾向于采用各自特定的分类标准。在我国，目前广泛应用的分类标准涵盖国际残损、残疾与残障分类体系、国际功能、残疾与健康分类框架，以及基于我国国情制定的中国残疾分类标准。这些分类标准随着社会的演进和医学科学的进步而不断修订，旨在更精确地满足实际应用需求，确保分类体系的时效性和实用性。

一、国际残损、残疾与残障分类

国际残损、残疾与残障分类（International Classification of Impairment，Disability and Handicap，ICIDH），由世界卫生组织（World Health Organization，WHO）于1980年制定，是一个广泛应用于残疾及其相关事物的分类系统，深受康复医学界的认可。此分类体系从身体功能、个体能力及社会参与三个维度，全面评估功能损害的程度。

在国际残损、残疾与残障分类框架下，残疾被细分为三个独立类别：残损、残疾和残障。该分类系统基于生物医学模式，即“病因－病理－表现”的线性模型，构建残疾发生与影响因素的关联。在此模式下，残疾被视为个人层面的问题，是疾病、创伤或不良健康状态直接导致的后果。

（一）基本内容

1. 残损（impairment） 是指由于多种原因造成的身体结构、外形、器官或系统生理功能，以及心理功能的异常状态。这种异常会扰乱个体的常规生活活动，表现为器官或系统层面的功能问题，如活动受限、呼吸困难、关节疼痛等。它会对日常生活、工作和学习的实效等产生不同程度的影响，但一般情况下个人生活仍可自理。评估时主要依据器官、系统功能的评定，治疗上则主要通过功能训练来改善功能水平。残损包括以下内容。

（1）智力残损。

（2）其他心理残损。

（3）语言残损。

（4）听力残损。

（5）视力残损。

（6）内脏（心肺、消化、生殖器官）残损。

（7）骨骼（姿势、体格、运动）残损。

（8）畸形。

（9）多种综合的残损。

2. 残疾（deformity） 指的是身体结构或功能存在显著缺陷，导致个体在身体、心理及智力活动方面遭遇明显阻碍，进而影响个体以常规方式独立参与日常生活和工作的能力，表现为个体整体功能受限或丧失。这种状态一般是建立在残损基础上的，但并非所有残损都会演化为残疾。针对这类人群，应采取综合性的康复措施、教育指导和训练计划，旨在促进的代偿机能发展，或借助辅助器具来弥补能力上的不足。残疾包括以下内容。

（1）行为残疾。

（2）交流残疾。

（3）生活自理残疾。

（4）运动残疾。

（5）身体姿势和活动的残疾。

（6）技能活动残疾。

（7）环境适应残疾。

（8）特殊技能残疾。

（9）其他活动方面的残疾。

3. 残障（handicap） 是指个体在形态与功能上存在重度缺陷，以及个人能力受到严重阻碍，这不仅限制了其个人自理能力，还深刻影响到学习、职业及社交活动的参与。当个人难以履行文化参与、经济自给等社会职能，无法实现社会独立时，便构成了社会层面的功能障碍。针对此类残障患者，除了必要的康复治疗外，更为重要的是实施社会融入策略，包括职业康复、功能补偿、环境适应性改造等措施，从社会结构和环境层面调整和改善患者的生活、学习及工作环境，以促进患者重新融入社会。残障包括以下内容。

（1）定向识别（时、地、人）残障。

（2）身体自主残障（生活不能自理）。

（3）行动残障。

（4）就业残障。

（5）社会活动的残障。

（6）经济自立残障。

（7）其他残障。

（二）残损、残疾与残障的内在联系

通常而言，残疾的形成过程往往遵循残损、残疾，再到残障的逐步演变，但这一过程并非绝对线性，存在跳跃的可能性。残损、残疾、残障三者间的界限并不分明，它们之间存在着动态的转换关系。若残损未能得到恰当的康复治疗，有可能进一步恶化为残疾，乃至残障。相反，通过有效的康复治疗，残障或残疾状态也有可能得到改善，向较轻的残疾或残损状态转变。

二、国际功能、残疾与健康分类

随着医疗康复领域的持续进步及全球对残疾认知的深化，残疾人参与社会活动的范围日益拓宽，原有的ICIDH分类体系已难以适应卫生与康复服务的发展需求，亟须根据时代变迁进行革新。2001年5月，第54届世界卫生大会正式采纳并全球推行了“国际功能、残疾与健康分类”（International Classification of Functioning, Disability and Health, ICF），这一决议为从生物-心理-社会综合视角理解残疾开辟了新路径。

ICF强调，残疾是人类的一种经历，而非划分人群的标准，其应用范围不仅限于残疾人群体，同样适用于健康人群。作为衡量健康状况的关键指标，ICF在医疗卫生、疾病预防、人口普查、保险服务、社会保障、就业、教育、经济发展、社会政策制定及法律框架构建等多个领域均发挥着重要作用。

（一）ICF的构成

ICF框架将功能划分为三个水平：身体结构和功能残损（障碍）、活动、参与。相应地，残疾被分类为功能障碍、活动受限及参与受限。此框架强调，个人的功能状态并非孤立存在，而是与情境因素（涵盖环境因素、个人因素）相互交织、动态影响，从而构成ICF特有的理论模式（图3-1）。

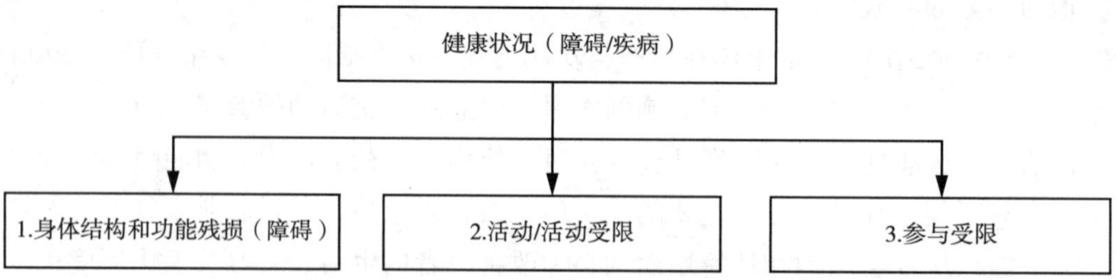

图3-1　ICF功能、残疾与健康关系

ICF通过身体结构和功能残损（障碍）、活动、参与三个层面判断健康与残疾，并进行分类。不仅适用于残疾人，也适用于病损者和健康人。

1. 身体结构和功能残损（障碍）和损伤　身体结构指的是构成人体的解剖部分，例如脏器、四肢及其构成元素。身体功能则是指人体内各系统发挥的生理作用，包括心理层面的功能。当身体功能或构造发生明显异常或缺失时，便称之为损伤。

2. 活动和活动受限

（1）活动（activity）：指的是个体执行特定任务或采取的行动，这些活动涵盖了生活的各个方面，体现了个体综合运用身体功能的能力，如行走、进食等，不涉及个人对完成这些活动的态度、潜能或实际能力。个体的活动水平能够反映出其身体功能和基本活动能力。

（2）活动受限（activity limitation）：是指个体在日常活动和工作方面按照常规方式执行的能力有所降低或受限。这是从个体整体完成特定任务或活动的能力层面对功能障碍的严重程度进行评估。活动能力受限以残损为基础，涉及行为、沟通、自理、运动、体态与活动、技能运用及环境适应等多个方面，可能表现为活动完成的质量或数量的下降。虽然辅助设备或他人帮助可以减轻或消除活动能力的受限，但无法根治残损本身。活动是由个体执行一项任务或行动。活动受限是个体在进行活动时遇到困难。

3. 参与和参与受限

（1）参与（participation）：它关联着个体的健康状态、身体功能与结构、活动及其他相关要素，是个人生活经历的一部分，反映了个人在社会生活中的功能状态，包括社会对个体功能水平的反馈。参与是内外因素交互作用的结果，体现在社会层面，是健康状态的一个维度。它要求个体在特定的健康和功能条件下寻找生存之道。参与是一个多维度的过程，不仅受个体健康状况、残损、活动限制等残疾因素的影响，还受个体及其所处环境的共同影响。

（2）参与受限（participation restriction）：指因残损、活动受限或其他因素导致个体在社会活动中的参与度受限，影响其在社会中的交往，使工作、学习、社交等活动无法独立进行。这是从社会层面评估功能障碍的严重程度。常见的参与受限包括方向感、身体自主性、就业、社交活动、经济自主性等方面的限制。参与受限直接受社会环境的影响，如截瘫患者在移动方面受限，虽然可以借助轮椅移动，但环境障碍或交通工具限制可能导致其无法移动，这属于参与受限。使用“参与”或“参与是否受限”替代“残障”，能更全面地描述与残损和活动相关的社会活动。

4. 情境性因素 指的是个体生存和生活的整体背景，特别是能影响功能和残疾结果的因素，通常包括环境因素和个人因素。

（1）环境因素（environmental factor）：涉及社会环境、自然环境、家庭及社会的支持，它与身体功能和结构、活动、参与之间存在着相互作用。

（2）个人因素（personal factor）：这是个体生活与生存的特定背景，由不属于健康状况或健康状态的个体特征构成，如性别、年龄、生活方式、习惯、教育背景、心理状态等。个人因素在残疾的各个层面都发挥着作用。

（二）ICF的分类架构与编码原则

1. 分类架构 ICF运用字母、数字编码系统来表示分类。

（1）功能和残疾

1）身体功能（body functions）：以字母“b”表示，指的是身体各系统的生理功能，包括心理功能。

2）身体结构（body structures）：以字母“s”表示，指的是身体的解剖部位，例如器官、肢体及其组成部分。

3）活动和参与（activity and participation）：以字母“d”表示，其中活动可用“a”表示，参与可用“p”表示。活动指的是个体执行的任务或行动，而参与则是指个体在社会生活各方面的经历。

（2）背景性因素

1）环境因素：以字母“e”表示，指的是个体所处的社会环境、自然环境以及家庭和社会支持等。

2）个人因素：虽然ICF的编码系统中并未直接为个人因素分配特定的字母，但个人因素（如性别、年龄、生活方式、教育背景、心理状况等）也是影响功能和残疾的重要因素。

2. 编码原则 ICF的编码原则主要包括以下几点。

（1）字母数字编码：ICF采用了一种字母数字编码系统，其中第一位数为英文字母（代表不同的分类要素），后面二位或三位数为阿拉伯数字（用于进一步细分每个分类要素）。

（2）疾病分类：ICF将所有的疾病（包括损伤、中毒及其外部原因及与保健机构接触的理由）归成与医、教、研基本相符的21大类疾病，再逐渐细分成小类、节及更具体的三位数或四位数的编码。

（3）限定值：在ICF的编码系统中，还使用限定值（qualifies）来描述功能障碍、活动受限或参与受限的严重程度。这些限定值通常分为几个等级，如轻度、中度、重度等，以更准确地描述个体的功能状态。

ICF的分类架构与编码原则为从生物、心理和社会角度认识损伤所造成的影响提供了一种理论模式，并为全球范围内健康信息的系统化编码提供了基础。ICF有助于确定残疾人员参与社会活动的“正性”或“负性”影响，促进不同国家、健康保健机构之间的数据比较研究，以及建立有关个体的功能、残疾和健康的信息档案。同时，ICF也是包括医生和残障人士在内的所有保健领域人员之间的纽带，促进了不同学科之间的整合，提高了健康保障水平，并最大限度地保证了残障人员参与社会生活的权利。

（三）ICF较ICIDH的改进

1. 术语革新 ICF摒弃了ICIDH中的“残损、残疾、残障”术语，转而采用“身体功能与结构、活动、参与”三个层面的表述，每个层面均包含积极与消极两个方面，其中功能代表积极层面，而对应的消极层面则分别称为功能受限、活动受限和参与受限。

2. 双向互动模式 与ICIDH的单向模式不同，ICF采用了双向互动模式，各成分间存在相互作用，这为通过康复干预预防残疾、减轻残疾程度提供了理论支撑。

3. 分类范畴拓宽 ICF在分类中纳入了“健康成分”，从而扩展了疾病的分类范畴，这体现了个人健康水平与公众健康及整个医学领域的紧密关联。

4. 情境性因素强化 ICF新增并强调了情境性因素的重要性，这凸显了情境性因素与健康状态及功能-残疾之间复杂的相互影响和整体性联系。

5. 应用范围广泛 ICF已成为统计、科研、临床、社会政策制定及教育等多个领域的重要工具，展现了其广泛的实用性和可利用性。

三、中国残疾分类标准

2011年，《残疾人残疾分类和分级》国家标准开始实施。

在制定这些标准时，遵循了以下原则：首先，主要依据社会功能障碍来确定残疾，并根据其程度来划分残疾等级，当前标准暂未涵盖内脏残疾。其次，为了促进国际间的学术交流与资料对比，对于已有国际统一标准的残疾类别（如视力、听力、言语及智力残疾），力求与国际标准保持一致；而对于尚未有国际统一标准的类别（如肢体残疾、精神残疾），则根据我国实际情况进行制定。

（一）视力残疾

视力残疾指的是因各种因素导致的双眼视力受损或视野缩减，且无法通过医疗手段恢复，从而影响个体完成常规工作、学习等活动的能力。其分级依据好眼的最佳矫正视力，涵盖盲与低视力两大类别，具体分级见表3-1。

表3-1 视力残疾分级

类别	级别	好眼最佳矫正视力
盲	一级盲	＜0.02～无光感，或视野半径＜5°
	二级盲	＜0.05～0.02，或视野半径＜10°
低视力	一级低视力	＜0.10～0.05
	二级低视力	＜0.3～0.1

（二）听力残疾

听力残疾是指双耳因各种原因听力丧失或受损，难以听到或清晰辨识环境声与言语声，进而影响日常生活及社会融入。分级以听力较好的一侧耳朵为准，具体分级见表3-2。

表3-2 听力残疾分级

级别	听力损失程度（dB）	言语识别率（%）
一级	≥91	＜15
二级	90～81	15～30
三级	80～61	31～60
四级	60～41	61～70

（三）言语残疾

言语残疾指因各种原因引起的长期（治疗1年以上不愈或病程超过2年）且不同程度的语言交流困难，3岁以下儿童暂不纳入此范畴。言语残疾类型如下。

1. 失语症 源于大脑言语区域损伤，导致语言功能丧失或受损。

2. 运动性构音障碍 由神经肌肉病变引起发音器官运动障碍，表现为言语困难、发音模糊等。

3. 结构异常构音障碍 由发音器官结构异常导致，如腭裂或相关手术后，表现为言语不清、鼻音重等。

4. 发声障碍 涉及呼吸及喉部器质性病变，导致声音丧失、发声困难或声音嘶哑。

5. 儿童言语发展迟缓 指儿童言语能力滞后于实际年龄，表现为言语延迟、发音不清。

6. 听损型言语障碍 因听力障碍影响语言学习，导致言语能力受损。

7. 口吃 表现为言语流畅性受损，如言语拖沓、重复、停顿，伴随面部及身体动作异常。

言语残疾分级见表3-3。

表3-3 言语残疾分级

级别	语言清晰度（%）	言语表达能力等级测试
一级	≤10%	未达到一级测试水平
二级	11%～25%	未达到二级测试水平
三级	26%～45%	未达到三级测试水平
四级	46%～65%	未达到四级测试水平

（四）智力残疾

智力残疾指的是个体智力活动能力显著低于平均水平，并伴随有适应行为障碍。这包括两种情况：一是智力发育阶段（18周岁前）因有害因素导致的智力发育不全或迟缓；二是智力成熟后因有害因素导致的智力减退或老年期智力显著下降。智力残疾分级见表3-4。

表3-4 智力残疾分级

智力残疾等级	分级标准（智商IQ）	适应行为表现	生活能力与社会功能
一级智力残疾	≤20（极重度）	适应行为极差，面容明显呆滞；全部生活需他人照料	无自理能力，需终身监护
二级智力残疾	20～34（重度）	适应行为差；生活能力即使经过训练也很难达到自理	需他人持续帮助，仅能完成简单动作（如进食）
三级智力残疾	35～49（中度）	适应行为不完全；具备部分简单生活能力	在监护下可从事简单劳动，但效率低、需指导
四级智力残疾	50～69（轻度）	适应行为低于一般水平；能自理生活，但有困难	可从事简单工作，但学习能力与社交能力较弱

（五）肢体残疾

肢体残疾指的是由于人体运动系统受损，如四肢残缺、麻痹（瘫痪）、畸形等，导致运动功能丧失、活动受限或参与能力受限，包括上肢、下肢、脊柱因伤病或发育异常导致的功能障碍，以及中枢神经、周围神经受损造成的功能障碍。肢体残疾依据个体在无辅助下的日常生活活动（包括端坐、站立、行走、穿衣、洗漱、进餐、如厕和写字8项活动）的能力，划分为不同等级。具体分级见表3-5。

表3-5 肢体残疾分级

残疾等级	功能障碍表现	具体标准
一级	极重度肢体功能障碍	四肢瘫或严重三肢瘫； 截瘫（双下肢肌力≤2级）； 重度运动障碍（如脑瘫导致全身瘫痪）
二级	重度肢体功能障碍	三肢瘫或截瘫（肌力≤3级）； 双上肢或双下肢缺失； 关节僵硬无法活动（如强直性脊柱炎晚期）
三级	中度肢体功能障碍	单肢瘫或部分截瘫（肌力≤4级）； 单侧上肢/下肢缺失； 严重关节畸形（如类风湿性关节炎致功能障碍）
四级	轻度肢体功能障碍	单侧肢体部分功能丧失（如手或足缺失）； 轻度脊柱畸形（影响活动）； 关节置换术后仍受限

（六）精神残疾

精神残疾是指持续1年以上的各类精神障碍，导致患者认知、情感和行为残疾，影响日常生活和社会参与。对于18岁及以上的患者，依据WHO-DAS分值和社会适应行为表现，将精神残疾划分为四级。具体如下。

1. 一级精神残疾 WHO-DAS值≥116分，患者社会适应行为极重度缺陷，生活完全不能自理，无法与人交往，无法工作或学习新事物，需全面监护。

2. 二级精神残疾 WHO-DAS值在106～115分，患者适应行为重度缺陷，生活大部分不能自理，仅能与照顾者简单交往，有一定学习能力，但需在监护下从事简单劳动。

3. 三级精神残疾 WHO-DAS值在96～105分，患者适应行为中度缺陷，生活上不能完全自理，能与人简单交流，能从事简单劳动和学习新事物，但能力较差，偶尔能主动参与社交活动。

4. 四级精神残疾 WHO-DAS值在52～95分，患者适应行为轻度缺陷，生活上基本自理，但自理能力比一般人差，有时忽略个人卫生，能与人交往和学习新事物，但能力稍弱，偶尔需要环境支持。

第四节　致残预防

残疾预防即康复预防，与康复治疗相辅相成，构成了康复医学不可或缺的一环。残疾具有发生的普遍性、后果的严重性，以及可预防的可能性这三大特征。随着疾病模式的转变，预防工作的重心已从单纯的生物学层面拓展至社会层面，残疾预防是当前卫生健康领域的核心议题之一。1981年《关于残疾预防的利兹堡宣言》中强调，多数残疾所带来的损害是可以提前预防的。残疾预防遵循预防医学的三级预防策略，应贯穿国家、地区、社区乃至家庭的各个层面，并覆盖从胎儿期至老年期的全生命周期。

一、残疾的三级预防

微课：残疾的三级预防

残疾的三级预防涵盖三个核心层面，旨在从源头上减少残疾的发生及其对个人、家庭和社会的影响。

（一）一级预防

一级预防，即病因预防，聚焦于预防导致残疾的各类疾病、伤害、发育异常及精神创伤，是预防残疾最为有效的途径。一级预防可降低残疾发生率70%。如青少年进行积极的运动锻炼和修正生活方式，从而减少或预防冠心病及脑血管疾病的发生，预防冠心病或脑血管疾病导致的残疾。

（二）二级预防

二级干预，又称“三早”预防，强调在疾病或损伤发生后，迅速采取早发现、早诊断、早治疗的策略，旨在限制或逆转病损向残疾的进展。此层次的目标是阻止残疾的发生，其效果可使残疾发生率降低40%。具体措施包括早期筛查以控制危险因素、调整不良生活方式，以及及时进行医疗干预和康复治疗。如在脑血管疾病之后，早期进行肢体的被动活动以预防关节挛缩，采取合适的体位避免痉挛畸形，定时翻身以避免发生压疮等。

（三）三级预防

三级预防，即康复与社会融入层次，关注于残疾发生后，通过积极措施防止残疾进一步转化为严重残障，并预防参与社会的能力。其核心目标是减少残疾对个人生活和社会功能的负面影响。通过系统的康复治疗（康复训练、辅助器具的配备与使用），以及创造平等参与社会的机会（提供合适的辅助设备、居住和工作条件，同时给予心理支持），提升残疾人的生活自理能力和社会参与度，帮助他们更好地融入社会。

二、医学进步对残疾预防的双重影响

（一）促进残疾预防工作的深化

医学理论与技术的持续进步，为残疾预防工作提供了坚实的理论与技术支持，极大地推动了残

疾预防工作的深入实施。如随着医学研究的深入，克山病的病因得以明确，通过在流行区域补硒成功消除了克山病这一高致残性疾病。同时，基因工程技术的飞跃降低了多种药物如疫苗、胰岛素等的成本，在第一级和第二级残疾预防中发挥了举足轻重的作用，有效降低了残疾风险。

（二）引发残疾风险的新考量

随着人口平均寿命的延长，机体老化导致的残疾人数呈现上升趋势。此外，新生儿抢救技术、心外与脑外手术及生命支持技术的显著提升，在挽救了许多生命的同时，也提升了因疾病和损伤导致的致残率。因此，在残疾的三级预防策略中，必须充分考虑这些医学进步带来的影响，以采取更为全面和有效的预防措施。

三、预防残损与康复治疗

预防残损作为一级残疾预防的核心，与作为三级残疾预防关键手段的康复治疗，共同构成了康复医学不可或缺的组成部分，两者相辅相成，互为补充。实施预防措施和技术的主要目的在于减少残损的发生。尽管全面推行残疾的一级和二级预防至关重要，但这并不削弱康复治疗的重要性。在预防措施未能奏效或缺乏有效预防手段时，康复治疗的价值尤为凸显。

康复治疗在残疾的二级预防中扮演着重要角色，能够有效阻止残损恶化，避免其演变为残疾。以肘关节肱骨髁间骨折为例，若石膏固定时间过长且缺乏早期康复干预，可能导致肩、肘、腕关节功能障碍，进而引发残疾。然而，通过早期康复治疗，即使肘关节功能受到一定限制，但肩、腕关节功能得以保持，仍可维持日常生活能力，避免残疾的发生。

此外，康复治疗也是残疾三级预防的主要策略，旨在防止残疾进一步发展为残障。残疾并不必然导致残障，但若缺乏社会康复、职业康复等必要的康复治疗措施，残疾人可能面临社会融入障碍，无法回归正常生活，进而陷入残障的困境。因此，康复治疗在维护残疾人生活质量和促进社会融入方面发挥着至关重要的作用。

▶知识拓展

符九芽的公益之路

符九芽是一位身患残疾的公益人士，高中毕业后，他自食其力，开了一家小店维修家电。同时，他关注身边的残疾人群体，带领他们开展志愿服务。

2000年，符九芽帮助了一位流浪的残疾人章小云，不仅照顾他的生活，还教他家电维修技术，并帮助他开了自己的维修店。这一善举是符九芽公益之路的起点。

此后，符九芽致力于帮助更多残疾人实现就业。他出资在多个小区开设爱心家电维修店，并免费培训残疾人徒弟。他的“巧匠残疾人服务中心”更是为残疾人提供了赋能扶志的平台，累计培训了100多名残疾人。

—• 考试知识点总结 •—

—• 本章小结 •—

—• 协和云课堂…… 拓展练习及参考答案 •—

（吴　林）

第四章　功能障碍

教学课件

学习目标

素质目标

具备全面康复、整体康复和为全方位功能障碍人群提供康复照顾的思维。

知识目标

（1）掌握：残损、活动受限和参与局限的概念。

（2）熟悉：功能评定的内容，康复治疗计划的制订和实施的基本原则。

（3）了解：脑卒中、截瘫等常见病的功能障碍评定内容。

能力目标

能够开展常见病损的ICF体系评定。

案例导入

【案例】

患者，男性，50岁。患者3个月前无明显诱因突发左侧肢体运动功能障碍，表现为左侧肢体不能自主活动。家人紧急将其送至医院就诊，经过一系列相关检查后，确诊为脑梗死。随即给予改善循环、降压、营养脑神经等综合治疗措施，患者病情逐渐趋于稳定。然而，治疗后患者仍遗留左侧肢体活动不利的后遗症。近1周以来，患者左肩部开始出现疼痛症状，且在被动活动时疼痛加剧。同时，左手出现肿胀，压痛明显，但无关节畸形表现。

【问题】

作为康复医师，请按ICF分类体系对患者进行康复评定。

·核心知识拆解·

功能是指机体组织、器官及肢体等所具备的特征性活动，这些活动是人类在长期进化过程中，通过遗传及后天实践逐渐获得的。例如，头颈、躯干与四肢的运动，胃肠的消化过程，以及大脑的思维活动等，均属于人体的基本功能。当这些功能因某种原因无法正常发挥时，就被称为功能障碍。康复医学专注于研究疾病、伤害及残疾个体在身体、心理及社会层面的功能障碍评估与治疗。

进行功能障碍评估的主要目标在于明确功能障碍的性质、范围、类型及其严重程度，从而为残疾分类、预后预测、康复计划的制订与调整、治疗效果的评估，以及后续全面康复计划的制订提供有力的依据。

功能障碍评估的过程涵盖了病史询问、体格检查、功能测试（包括使用标准化的评估工具）、专科医生的咨询、实验室检查及影像学检查等多个环节。通过对这些信息的整合与分析，最终形成一份全面的评估报告。

康复治疗的核心价值在于帮助功能障碍者降低内在与外在的限制，充分利用各种辅助手段和资源，根据实际情况，逐步改善其受限状态，以最大限度地恢复各项功能活动。这不仅有助于残疾人更好地回归社会，重新参与社会生活，也是全面康复工作的核心内容。然而，值得注意的是，不同类型、性别和年龄的残疾人，在身心障碍，以及参与社会的愿望、程度、条件、目标和结果上均存在显著的差异。

本章按照国际功能、残疾和健康分类（International Classification of Functioning，Disability and Health，ICF）分别介绍残损、活动受限和参与受限的康复评定，制订和实施康复治疗计划，康复结局。

第一节　残损、活动受限和参与受限

微课：功能障碍的三个层次

一、残损

身体功能是指身体各系统的生理功能和心理功能。身体结构则是指人体的解剖构造。残损是指身体结构、功能或心理状态因不同原因而出现异常状态。在残损层面，常见的功能障碍形式多样，包括但不限于以下几项。

1. 视觉、听觉及感觉功能的先天性或外伤性异常，可能伴随疼痛。
2. 失语症引发的发声及语言表达障碍。
3. 心肺系统受损，如高血压患者及慢性阻塞性肺疾病患者的功能衰退。
4. 消化、代谢与内分泌系统问题，如消化系统炎症、肿瘤及糖尿病等导致的功能障碍。
5. 局部运动功能的丧失或受限，如尺桡神经损伤、四肢骨折及截肢等情况。
6. 二便功能障碍，常见于重度颅脑或脊髓损伤患者。
7. 儿童脑瘫及脑血管意外患者可能面临的认知障碍、肌张力异常及不自主运动等问题。
8. 各类脑损伤引发的精神和心理功能障碍。

残损的特性各异，可能是暂时性或永久性的，渐进性或退行性的，且可能呈现间断性或连续性。其程度亦可从轻微至严重不等。

二、活动受限

活动是个体执行的各种行为或任务，而活动受限则是指个体在执行这些活动时可能面临的障碍。活动范围广泛，包括认知学习、身体移动、任务执行、日常生活自理、言语交流及体育运动等多个维度。中枢神经系统受损，如脑卒中或脑外伤，往往会引发活动能力的受限。

活动受限是指个体在进行常规活动时，其能力受到一定程度的阻碍或丧失，具体表现为活动范围缩小、速度减慢或完成质量下降等。在ICF中，活动受限取代了传统的残疾概念，有助于患者以更为积极和接纳的心态看待自己的状况，并激发其康复的积极性。

活动受限通常源于残损，但并非所有残损都会导致活动受限。两者之间的关系复杂且多变。例如，右侧胫骨骨折的患者，由于右下肢暂时无法活动，其日常行走能力会受到限制，这属于活动受限。然而，对于小指外伤截指的患者来说，虽然身体遭受了残损，但其工作、学习和日常生活并未因此受到限制，个体的活动能力依然保持，那就不属于活动受限。此外，残损与活动受限之间的关系可以是相互影响的。例如，单纯的肌肉问题患者（神经肌肉疾病、肌营养不良症等），若病情恶化，可能会导致活动受限，无法行走，进而加重肌肉无力、萎缩或挛缩的症状。但积极的康复治疗能够改善肌肉状况，同时缓解或消除活动受限的问题。

三、参与受限

参与指的是个体在事务规划、讨论及执行过程中的介入程度。对于康复群体而言，这涵盖了表达见解、参与决策及实际行动等生活情境的积极投入。参与受限，则是指个体因残损或活动受限，在融入人际交往及主要生活领域（如社会生活、社区融入）时所遇到的阻碍或挑战。这种局限的具体表现随社会制度、社区环境及家庭背景的不同而有所差异，需依据实际情况灵活理解。ICF框架内以参与受限替代残障概念，标志着社会层面的人性化回归，体现了显著的进步。

通常认为，残损源于组织及器官层面的缺陷或异常，活动受限则与个体功能发挥的不足有关，而参与受限则更多地受到环境及社会层面的制约。然而，在临床实践中，参与受限的成因既可以是外部的环境因素，也可以是个人内在因素。例如，脊髓损伤患者下肢瘫痪，活动受限，但能通过上肢操作轮椅移动。在缺乏无障碍设施的商场，患者面临购物参与受限，这是环境因素所致；而在配备无障碍设施的场所，患者便能顺畅购物，得益于良好的社会环境支持。

工作领域的活动受限与参与受限有所区别：活动受限指因身体条件限制无法胜任工作，而参与受限则指因社会性因素阻碍无法获得工作机会。

第二节　功能障碍的评定

功能障碍评定是对患者功能障碍的类型、特性、位置、范围及严重性等关键要素进行精确评估与判断的过程，它是构建康复治疗计划的首要条件和核心依据，也是衡量康复治疗效果的客观标尺。若康复医疗专业人员无法准确评定患者的功能障碍状况，便无法制订出精确详尽的康复治疗方案，从而影响患者的功能恢复效果。因此，在进行功能障碍评定时，必须细致搜集、筛选并深入分析评估对象的个人基本信息与临床数据，明确功能受限的成因、性质及严重程度，界定当前功能与康复目标间的差距，并依据ICF体系作为评定的基本框架。最终，康复团队需经过深入讨论与分析，共同制订出具体且可行的康复目标与治疗计划。

一、明确当前功能与康复目标的功能水平

在实施康复措施之前，需全面且客观地评定患者的运动、言语、认知及心理等现有功能水平。结合循证医学数据与过往经验，深入分析患者经康复治疗后可能达到的功能状态。同时，需与患者充分沟通，调整其心态与康复期望，使之保持对康复效果的积极信心，避免过度悲观或盲目乐观。例如，对于小量右侧内囊脑出血的患者，若其言语、认知功能已恢复，生活自理能力良好，但希望站立行走并恢复左侧肢体自由活动，康复小组应根据其实际功能水平，考虑使用站立架或平行杠进行站立训练。但需明确，完全摆脱辅助器具或实现左侧肢体完全自如活动可能存在困难，因为患者的现有功能与当前的医疗康复水平共同决定了其未来的康复潜力。

以日常生活活动（activity of daily living，ADL）评定为例，评估方法应多样化。如观察患者在不同平面上移动、过门、上下斜坡等活动的完成情况。在确定患者能完成的项目后，康复专业人员应选择最适合患者的动作进行评估与训练。对于站立困难的患者，应先利用辅助器具进行站立练习，而非直接进行站立评估与训练。因此，了解各种动作的难易程度，并根据患者情况灵活调整，是确保评估准确性的关键。

二、量化功能受限的性质与程度

针对特定的功能限制，采用相应的量化指标进行评定，如活动完成时间、工作完成数量等，并考虑所需帮助的程度。辅助器具或他人帮助是解决功能需求的有效手段，不应被拒绝。若辅助器具或他人帮助能满足患者功能需求，应在评估中明确标注。功能独立性评测量表（functional independence measure，FIM）等评定工具可灵敏、可靠地反映活动受限的性质与程度，为康复计划的制订提供依据。

评定内容需准确反映患者需他人帮助完成的情况，这对于制定康复计划至关重要。例如，在脑梗死患者恢复期，不宜一开始就要求患侧肢体独立活动，而应先在他人帮助下完成日常活动，逐步过渡到完全自理。但需注意，康复计划应根据评定结果及时调整。

三、识别与分析限制因素

限制因素是影响人体功能正常发挥的关键因素，对其进行深入分析对患者的康复具有重要意义。限制性因素的性质与程度多样化，器质性病变通常因结构不可逆损伤而难以完全恢复，而功能性问题则因未伴随组织破坏，通过干预后恢复可能性较高。如软组织扭伤导致的膝关节疼痛与功能障碍通常比髌骨骨折引起的功能障碍更容易恢复。限制因素可分为内在与外在因素两类，内在因素如疾病或创伤造成的损害，外在因素如交通工具、无障碍设施等环境因素及社会因素。

部分限制因素是可以解除的，一旦及时解除，功能障碍可得到较好恢复。因此，确定限制因素至关重要。例如，颅内占位性病变导致的肢体运动、感觉障碍，若仅进行肢体康复训练效果不佳，

需解除颅内病变压迫才能恢复功能。然而，有时确定限制因素的解除存在困难，且限制因素的矫正可能暴露其他问题。因此，在进行限制因素评定时，应全面分析并谨慎评定。

四、以ICF体系作为功能障碍评定的基本框架

ICF从身体功能或结构、活动受限和参与受限三个水平提出相关标准评定方法和量表，但这些相关标准评定方法和量表能否被人们广泛接受、认可，还需要接受时间和实践的考验。这里介绍三种病损情况的ICF体系评定。

（一）脑卒中康复评定

脑卒中康复评定项目及评定内容见表4-1。

表4-1 脑卒中康复评定

项目	评定水平	评定内容
身体结构与功能评定	身体水平	身体结构评定：包括脑卒中的病变部位和大小。对病变部位进行评定，病变部位包括大脑、小脑、脑干、大脑前动脉、大脑中动脉等；对病变大小进行评定，可运用头颅CT、MRI等进行评定。身体功能评定：包括精神功能、感觉功能、吞咽和语言功能、神经肌肉功能和运动相关功能等多方面的评定
活动能力评定	个体水平	主要是ADL能力评定
社会参与评定	社会水平	工作、学习、社会活动等方面情况
情境因素评定	环境因素	自然环境、社会环境、家庭环境支持情况等
	个人因素	年龄、生活习惯、行为方式、教育水平、心理素质等

1. 身体结构与功能评定（身体水平） 在身体结构评定方面，重点涉及脑卒中病灶的部位与大小、脑损伤范围及脑血管异常状况等，这些信息可通过头颅CT、MRI等影像学检查获取。此外，骨骼肌肉系统等其他关键结构也需进行评定。这些结构性的评定为制订脑卒中的治疗计划、预测预后及科学研究提供了宝贵信息。例如，研究显示，脑卒中病灶的部位（如皮质、放射冠、内囊后肢）对上肢分离运动恢复的可能性有显著影响，其中内囊后肢病灶的预后往往较差。

在身体功能评定方面，脑卒中后可能引发多种功能损伤，其评定结果是制订康复治疗方案和预测预后的重要依据。这些功能损伤涵盖了ICF框架下的精神、感觉、发音、言语、神经肌肉及运动功能等多个方面。因此，在临床实践中，需要首先进行神经、骨骼、肌肉系统的全面检查，以便及时发现并处理功能障碍。评定时，应优先采用标准化量表，以确保评估结果的准确性和可靠性。

2. 活动能力评定（个体水平） 在ICF框架内，活动能力评估主要聚焦于ADL能力。ADL评定通常涵盖以下三个方面。①移动能力：如床上活动、转移、坐姿、站立、步行及与运动相关的动作。②生活自理能力：如进食、修饰、洗浴、穿衣、如厕及交流。③家务活动能力：如烹饪、清洁、财务管理、通信、洗衣及药物使用等）。此外，交通出行能力也是评估的重要方面。

3. 社会参与评定（社会水平） 社会参与评定是对学习、工作、社会活动等方面的性质、程度及参与度进行综合评价。由于患者性格、兴趣、心理素质等个体差异，以及学习、工作方式和环境的多样性，社会参与水平呈现出显著的差异性。同时，当地经济水平、特殊人群公共设施条件等因素也对患者的社会参与水平产生重要影响。因此，在评定时，需充分考虑这些因素对患者社会参与能力的潜在影响，并据此制订个性化的康复目标和计划。

4. 情境因素评定 情境因素对脑卒中的康复过程具有重要影响，涉及功能恢复、治疗接受度、康复结局及辅助器具选用等多个方面。在评定脑卒中患者的情境因素时，需综合考虑以下因素。①患者个人特点：如性别、年龄、教育水平、患病前功能水平、生活习惯、爱好及并发症等。②家庭和护理人员因素：如家庭成员的支持情况。③居住环境和社区因素：如居住条件、社区便利程度等。④社会层面的因素：如社会宽容度、无障碍设施建设、福利政策及工作环境等。这些因素共同构成了患者康复过程中的重要情境，对康复计划的制订和实施具有至关重要的影响。

（二）脊髓损伤康复评定

脊髓损伤指的是因多种原因导致的脊髓结构受损及功能障碍，会引发损伤平面以下躯体的多种功能障碍，涵盖运动、感觉、反射，以及自主神经等多个方面。脊髓损伤的具体部位不同，所导致的功能障碍也会有所差异，如颈段脊髓损伤通常会导致四肢瘫痪，而颈段以下的脊髓损伤则常引发截瘫，且这两种情况都可能伴随二便功能障碍。

针对脊髓损伤患者的功能评定，传统的康复评定手段包括美国脊柱损伤协会（American Spinal Injury Association，ASIA）的损伤分级评估、神经系统的临床检查及ADL能力的评定。这些评定方法往往结合了患者的自我报告、临床记录及医学检查结果，以全面评估患者的功能状态。

随着ICF的广泛应用，其展现出了相较于传统评估方法的独特优势。利用ICF检查表，可以从身体结构功能、活动能力及参与情况三个层面进行综合评估，为患者提供更加全面、细致的康复指导（表4-2）。

表4-2 脊髓损伤康复评定

项目	评定水平	评定结果
身体结构与功能	身体水平	身体结构评定：明确脊髓损伤的部位，如颈部脊髓、胸部脊髓、腰骶部脊髓或者圆锥马尾等，损伤部位大小，如脊椎的CT测量和脊髓MRI的检查结果。身体功能评定：神经肌肉功能等运动功能、消化功能、代谢和分泌功能、泌尿生殖功能、感觉功能、精神功能等
活动情况	个体水平	家庭日常生活活动（穿衣、饮食、洗漱、洗澡、如厕等）情况，楼道活动情况，轮椅或拐杖使用情况等
参与情况	社会水平	社区活动，社区活动范围（观看影剧、超市购物、走亲访友等活动），参加工作情况
情境因素	环境因素	助行器和轮椅的使用、社会环境（体制、政策）、家庭支持情况等
	个人因素	教育水平、心理素质、意志毅力等

五、脑瘫患儿康复评定

针对脑瘫患儿的功能障碍，我们依据ICF体系的理论与方法，从身体功能、活动能力及社会参与等多维度进行分析。①身体结构与功能，关注运动、感知觉、智力及语言障碍。②活动情况，评估儿童日常生活自理能力。③参与情况，考察其社会活动与学校学习情况。同时，结合背景因素，如当地残疾人服务、特殊教育、政策环境及儿童心理状态，进行综合考量。

基于ICF评估结果，我们制订个性化康复治疗计划。物理治疗师运用博巴斯（Bobath）法、沃伊塔（Vojta）法或引导式教育提升运动功能；言语治疗师强化语言接收与表达能力；作业治疗师指导日常生活活动训练；康复团队、家庭、社区及组织共同促进儿童社会参与度提升，减少环境障碍；心理治疗师或专家通过集体、个体心理疗法等提升儿童自信心与康复满意度；临床团队则针对病损及临床问题进行专业处理。

在实施康复计划时，需关注儿童发育与认知水平，认识其认知与言语能力的可塑性，调动儿童及家长积极性，通过趣味教学活动促进全面发展。同时，合理利用矫形器、助行器等辅助设备，科学训练，进一步提升儿童社会参与能力。

第三节 康复治疗计划的制订和实施

处理功能障碍需考虑疾病特性、功能受限程度及个体差异，在制订并实施康复治疗计划时应遵循以下五项核心原则。

一、明确临床症状与功能恢复的联系

制订康复计划的首要步骤是明确临床症状与功能障碍之间的关联。例如，对于完全性脊髓损伤患者，重点应放在提高转移能力和ADL能力上，而非过度追求损伤平面以下肢体功能的恢复。对于头颅外伤引发的硬膜外血肿导致的肢体瘫痪，首要任务是降低颅内压、吸氧、清除血肿并密切监测病情，以确保生命安全，之后再处理肢体功能障碍。对于骨折患者，首要步骤是复位与固定，随后早期进行远离骨折部位的轻微关节运动训练，中后期再逐渐加强骨折邻近关节和肌肉的训练。

对于进展性疾病患者，如进行性肌营养不良、类风湿关节炎或多发性硬化，随着患者病情进展，功能逐渐下降，康复计划需随之调整，旨在减缓功能衰退的速度和程度。对于难以精确评估的功能障碍，可进行大致预估，并根据实际情况调整患者预期，设定科学、合理、可行的康复目标。

对于突发且不可逆的功能障碍（如脊髓损伤、脑卒中导致的截瘫或偏瘫），康复专业人员需协助患者调整心理预期，平稳渡过心理适应期，增强自信心和勇气，形成积极的人生态度。同时，为患者制订合理康复目标，提供康复教育、咨询和训练，并协调康复治疗团队（包括患者及家庭）进行跨学科合作，最大限度恢复功能。

二、降低内在限制因素的影响

内在限制因素涉及个体特征，如教育、职业、生活习惯、性格类型、心理状态等，这些因素可能对功能障碍的恢复产生负面影响。康复专业人员需展现真诚与亲和，提供人文关怀，建立信任与合作的基础。通过深入了解患者心理状态变化及康复科学路径，邀请康复榜样分享经验，利用多媒体资源展示励志故事，激发患者内在动力，鼓励其正视挑战，追求最佳康复效果。

大多数内在限制因素的影响可通过教育、行为矫正、药物治疗、物理治疗或手术治疗等手段得到降低。

三、减少外在限制因素的影响

外在限制因素包括物理环境（如自然和人工环境）和社会环境（如法律、经济、人文环境等），这些因素在功能和结构层面及个体活动和参与层面均可能影响康复治疗的效果。康复专业人员需与政府、残疾人组织及社会各界合作，克服外在限制因素。

随着康复医学和残疾人福利政策的不断发展，我国已采取多项措施推进无障碍环境建设。2016年8月《国务院关于印发“十三五”加快残疾人小康进程规划纲要的通知》（国发〔2016〕47号）提到全面推进无障碍环境建设，要求贯彻落实《无障碍环境建设条例》，完善无障碍环境建设政策和标准，加强无障碍通用产品和技术的研发应用。

四、合理利用辅助器具

辅助器具是改善功能障碍者功能的有效手段。轮椅、助行器、拐杖等辅助器具可帮助残疾人补偿功能，减轻家庭负担，促进社会参与。辅助设备涵盖了功能障碍者生活的方方面面，种类繁多，常用的就超过3000种。例如，盲人可通过盲杖、语音提示设备等来辅助生活；截瘫患者可利用升降床和移动设施实现坐卧、如厕等基本生活需求；防压疮垫、失禁用品等可改善残疾人的生活质量；站立轮椅和电动轮椅则便于患者站立和出行；矫形器和自助器具则有助于残疾人实现生活自理。此外，配备康复计算设备的电脑，即使残疾人活动范围受限，也能通过吹吸动作或眼球转动来操作电脑，浏览信息。康复医师在开具辅助器具处方前，需了解患者需求，选择合适的器具。选择时应考虑患者的年龄、身高、体重、居住环境、教育程度及未来发展愿望等因素，确保适配性。

五、以ICF体系为康复计划制订的基础框架

康复医学致力于功能障碍的预防、诊断、评估与治疗，旨在减少残疾发生，降低功能障碍的程度，促进个体在生理、心理及社会生活上的全面恢复。ICF体系提出的残疾新模式，为理解残疾现象、推动康复事业发展提供了理论支撑和分类框架，也为现代功能障碍康复计划的制订提供了基本架构。

第四节 康复结局

一、康复结局的定义和评定要素

康复结局（rehabilitation outcome）在康复医学领域是一个核心概念，它指的是患者接受康复治疗后，在功能、生活质量和健康状况等方面所达到的最终状态或结果。这些结果可以是积极的，如功能改善、生活质量提高等；也可以是消极的，如功能未恢复或病情恶化。康复结局是衡量康复治疗有效性和患者康复程度的重要指标。康复结局的评定要素如下。

1. 功能改善 包括身体功能（如运动功能、感觉功能、认知功能等）的改善，以及日常生活活动能力（如穿衣、洗漱、进食、行走等）的提升。

2. 生活质量 评定患者的主观感受，如幸福感、满意度、社交能力等。涉及心理健康状态，如情绪稳定、焦虑减轻等。

3. 健康状况 反映患者的整体健康状态，包括生理和心理健康。涉及疾病控制情况，如疼痛减轻、并发症减少等。

二、康复结局的评定

（一）常用量表

康复结果评定全面反映患者治疗结果、健康结果、生活结果三方面。选用评定量表对康复结局进行评定时，应将患者病情、功能障碍程度、康复治疗目标作为参考依据，常用的量表如下。

1. 治疗结果评定内容 FIM、巴塞尔指数（Barthel index）、Fugl-Meyer评定法、ASIA。

2. 健康结果评定内容 疾病影响程度量表（sickness impact profile，SIP）、健康调查量表36（36-item short form health survey，SF-36）。

3. 生活结果评定内容 生存质量评定、健康生存质量表（quality of well-being scale，QWB）、生活满意度量表（satisfaction with life scale，SWLS）。

（二）评定时间

患者情况不同，进行康复结局评定的时间选择也不同。严格意义上来讲，为了让结果更加准确，符合患者实际情况，应该选择以下时间进行评定。

1. 康复治疗结果要在一定时间处于持久不变的状态，可选择此期间进行康复评定。

2. 康复治疗结果在一定时间内保持一定状态不变的时候进行康复结果评定。

（三）评定目的

康复结局评定目的如下。①有助于临床方案的决策。②有助于更加科学地分析康复效果。③有助于评估康复方案的准确性。④有助于总结临床经验，提高康复医疗服务水平。⑤可作为进一步研究康复医疗成本、效益的参考。

（四）影响康复结局评定的因素

康复结局的评定结论经常会受到各种因素的影响，造成评定数据的差异，应当尽可能减少影响因素干预，做出客观、正确的结论。

1. 个体因素 患者的年龄、职业、受教育程度、心理因素、经济状态等各种不同因素，可以直接导致结果的差异。

2. 目标制定 康复目标直接分为短期和长期目标，各种治疗方法的目标是不一致的，可直接影响康复计划的实施。不合理的目标有导致康复措施混乱的可能性。评定标准中常常用残留功能改善和恢复残疾，但是残留功能的改善与残疾恢复之间是有一定差别性的，所以两者难以做到统一。

3. 评定工具 康复结局评定工具多样性，且有待进一步的完善。

4. 疾病因素 有些疾病所导致的功能障碍是缓慢加重的，相对来说治疗的手段也要不断变化，病情的变化会导致评定的差异。

（五）康复患者的疗效评定

伤、残、病等患者，会发生功能部分丧失或者完全丧失，此时难以用医学上的标准治愈来评定疗效，而是需要采取以下康复评定方法。

1. 疗效的标准 疗效的标准根据治疗前后功能独立状态情况来决定，功能的独立状态根据日常生活活动能力，以及能够独立进行的项目占总项目的总分比来决定。①完全恢复：治疗后功能独立的状态达到完全独立水平，日常生活活动能力达到独立水平。②显著有效：治疗后的功能状态虽然比不上完全独立，但其恢复已经达到单项FIM评定中的有条件独立水平。③有效：治疗后独立水平较治疗前仅前进一小步，达不到FIM评定中的有条件独立水平。④较好：治疗后日常生活活动能力评分虽有上升，但独立级别达不到进阶水平。⑤无效：治疗后日常生活活动能力评分与功能的评定与治疗前无变化。⑥恶化：治疗后独立水平比治疗前独立水平下降。⑦死亡：治疗无效，患者死亡。

2. 治疗评定时所依据的功能独立水平 ①完全独立。②有关因素独立。③需要身体支撑的独立。④需要少量接触身体的独立。⑤需要中度辅助。⑥需要大量辅助。⑦完全依赖。

（六）康复结局评定模式

康复结局评定模式见表4-3。

表4-3 康复结局评定模式

	残损	残疾	残障
结局分析			
评定范围	（1）残损类别：①骨骼。②神经。③智力。④听觉。⑤视觉。⑥心理。⑦容貌。⑧内脏。⑨综合损伤、感觉 （2）残损所致功能障碍：①身体部位。②心理、行为。③感觉器官。④环境的适应力。⑤其他交流能力。⑥其他	（1）运动能力； （2）个人保健； （3）灵巧度； （4）体位； （5）境遇； （6）交流能力； （7）行为； （8）其他活动限制； （9）特别技能	（1）经济上的自足； （2）职业、就业； （3）身体独立性； （4）可动性； （5）定向； （6）社会融合度； （7）其他

续 表

	残损	残疾	残障
基本评定内容	残损评定内容举例： （1）活动范围 （2）疼痛 （3）肌力 （4）重复运动	残疾评定内容举例： （1）常用问卷； （2）操作测试； （3）各项技能调查表	残障评定内容举例： （1）常用轮椅进行距离； （2）社会接触； （3）就业状况
结局分级*	一般功能能力：①健全。②受限、减弱。③丧失	（1）依赖性、独立性：①操作无困难。②操作有困难。③需要辅助器操作④需要他人帮助操作。⑤依赖性。⑥需要外部加强工作。⑦能力完全丧失 （2）完成任务质量：①正常。②减少、降低。③操作能力缺失	（1）轮椅行进距离； （2）社会角色（职业、职务等）； （3）社会安排； （4）需要帮助程度； （5）社会活动类型
干预手段	医疗和康复治疗	适应性的设备和环境的修改	社会服务和社会政策

注：*结局分级规定用ICIDH作为分类法规。

▶**知识拓展**

下肢康复机器人助力重生

在重庆医科大学附属第一医院，科技的力量再次见证了生命的坚韧与康复的奇迹。一名年仅24岁的患者，本因轴索型重症吉兰·巴雷综合征陷入瘫痪的绝望之中，却在下肢康复机器人的辅助下，历经三个月的精准、个性化训练，逐步找回了站立与行走的能力。这不仅是对患者个人意志的颂歌，更是康复医学与现代科技深度融合的生动实践。下肢康复机器人以其精准的控制、个性化的训练方案，以及持续、高强度的康复支持，为患者重燃了生活的希望之火，展现了康复医学领域无限的创新潜力与人文关怀。

—• 考试知识点总结 •—

—• 本章小结 •—

—• 协和云课堂······ 拓展练习及参考答案 •—

（吴 林 刘福泉）

第五章　康复医学的工作方式和流程

教学课件

学习目标

素质目标

具有团队合作意识，促进多学科、多专业共同参与康复医学的工作。

知识目标

（1）掌握：康复医学工作方式。

（2）熟悉：不同岗位的人员的职责，康复医学基本原则。

（3）了解：康复医学的工作流程。

能力目标

能以服务患者为核心，具备团队工作能力。

案例导入

【案例】

患者，男性，58岁。因上肢、下肢疼痛、活动异常到医院就诊。患者自诉1小时前骑乘时被车撞伤，造成全身多处疼痛，活动障碍。入院查体：左侧肱骨中段、股骨疼痛、畸形伴活动异常。经X线示左侧肱骨、股骨骨折。给予切开复位内固定手术治疗。

【问题】

1. 根据患者上述情况，应进行哪些康复治疗？
2. 在康复治疗过程中应遵循的原则。
3. 通过该病例分析临床医生是否应具备康复意识。

·核心知识拆解·

康复医学以组织器官的功能为基础，面向各类功能障碍者展开康复治疗。多数患者功能障碍常以复合的形式存在，存在多种功能问题。因此临床需要采取综合、全面的康复手段，提高患者的生活质量。康复需要多学科、多专业的共同参与。康复医学也已经与临床医学的各专科相互融合，形成了骨科康复学、神经康复学、心脏病康复学、肿瘤康复学、老年病康复学等专科康复学。

第一节　康复服务模式

世界卫生组织提出机构康复、社区康复、上门康复为康复服务的三种方式。随着康复医学的不断发展，各国都在努力探索符合本国国情的康复服务方式，目前适合我国国情的康复服务模式主要有机构康复和社区康复两种。

一、机构康复

微课：康复医学的工作方式及流程——机构康复

（一）机构康复的概念

机构康复是指在专门的康复机构内，集中专门的康复专业人才，利用专业的康复设备、技术为功能障碍者（如残疾人、慢性病患者、老年人等）提供全面、系统的康复服务，包括综合医院康复医学科、康复医院、康复研究中心、大型职业康复中心等地。不以疾病为重点，不以器官恢复为主要目的，而以功能为基础和中心，面向不同残疾患者，提供多方面、多类型康复训练及治疗。使用先进的设备与较高的实操技术，对残疾人进行身体功能的复健、心理沟通疏导、社会工作适应度的提升。机构康复采用门诊问询，住院治疗等形式，住院的康复设施相对完善，专业人员方案更加多样化，可以为康复对象提供最佳的治疗方案，能解决复杂的疑难杂症，作为研究康复的康养人才培训基地。

（二）机构康复的组织形式

我国的康复事业相对开始较晚，作为人口大国，残疾人口的数量也相对较多，根据不同残疾人群的不同需求，选择适应的医疗机构接受康复治疗服务。

1. 康复医院　不同的康复对象介入时间和康复手段不同，一般先由医学康复介入干预，医院康复的主体为康复诊断和康复评定及住院治疗部门，设有病床、护理及各种配套设施，这种类型的机构多被称为综合康复中心、康复医院或康复医学研究室。

医院康复一般是整体性、复原性康复，主要针对伤、病、残者。不仅修复遭受损害的肢体及器官，更要使残疾人像普通人群一样，正常地生活、正常地参与社会行动并参与适配的工作。所以现在的康复中心不仅有专属门诊部及住院部，具有较完善的康复设备，包括系统的康复评估设备及治疗辅助仪器。由专业的康复医师，相关专业的临床医师还包括物理治疗室、运动治疗室，作业治疗室、言语治疗室、心理治疗室、中医康复治疗室、神经肌电图室，心肺功能检查室，康复工程等。可以为患者随时按照实际情况来提供临床诊断、功能检测、并制订和实施康复计划。

2. 康复医学科（部）　康复医学科（部）是综合医院或康复专科医院的重要部门，主要为患者提供康复服务，目标是帮助患者恢复身体功能、提高生活自理能力。在这里，有专业的康复医师、康复治疗师（包括物理治疗师、作业治疗师、言语治疗师等）。物理治疗师会利用物理因子（如电、光、声、磁、热等）和运动疗法来改善患者的肢体运动功能、减轻疼痛等；作业治疗师侧重于帮助患者恢复日常生活能力，如穿衣、进食等精细动作；言语治疗师主要针对有语言或吞咽障碍的患者进行康复。在我国，康复医学科是康复医学机构的主体，拥有数量大、分布广等特点，在我国康复事业的发展中起到十分重要的作用。

3. 康复门诊 康复门诊是独立设置的，只为康复对象提供门诊康复服务的康复医疗机构。患者来到康复门诊，首先接受康复评定。康复医师会详细了解患者的病史、症状，检查身体功能，如肢体的活动度、肌肉力量、感觉功能等，以便明确功能障碍的程度和范围。

康复门诊还能为患者提供康复建议和家庭康复计划。教给患者一些简单的自我康复锻炼方法，方便他们在家中也能持续进行康复训练，更好地恢复身体功能。

4. 疗养院 疗养院一般处于环境宜人的地方，院里还有较为完善的生活设施。依照康复疗养的原则，一般会将外部影响因素和康复手段相结合，对一些手术后患者，慢性病患者及需要进行身心疗养的人群，疗养院可以提供多元化的疗养服务，医护人员会定期为患者提供身体检查、健康咨询、慢性病的定时检测和康复指导，同时会开展一些丰富的娱乐活动，帮助患者的舒缓精神压力，丰富精神生活。

5. 群体康复 群体康复是把康复机构集中设在一个康复区域内，包含康复中心、医院、残疾儿童特殊学校、职业培训中心等康复机构相互连接成一个群体，将全面康复的各个方面结合起来。

各类康复机构具有不同的康复技能水平和服务层次，主要服务对象也不尽相同，需要分工合作合理布局，以更好地满足康复对象的康复需求。各康复机构之间应保持密切联系，使康复医疗具有连贯性和系统性。

二、社区康复

（一）社区的概念

《民政部关于在全国推进城市社区建设的意见》提到社区是指聚居在一定地域范围内的人们所组成的社会生活共同体。目前城市社区的范围，一般是指经过社区体制改革后作了规模调整的居委会管辖。

（二）社区康复的概念

社区康复是为了扩大康复范围，使更多的功能障碍人群能够享有康复服务，也是国际上开展残疾人康复服务的主要形式。

1. WHO对社区康复的定义 1981年世界卫生组织康复专家委员会对社区康复的定义为在社区层次上采取的康复措施，是利用和依靠社区人力资源而进行的，包括有残损、残疾、残障的人员本身，以及他们的家庭与社会。

2. 联合国三大组织对社区康复的定义 1994年，国际劳工组织、联合国教科文组织、世界卫生组织共同发表了《社区康复联合意见书》，提出社区康复的定义、目标、方法等要点。2004年，这三个组织又联合发布了修订后的《2004社区康复联合意见书》，进一步阐述社区康复的定义，社区康复是在社区层面，通过综合和局部方法，利用家庭和社区资源，为全体社区成员提供的康复服务，旨在增强能力、促进社区融合，是初级卫生保健中的康复组成部分。

（三）社区康复的基本原则

社区康复的目的是使一切的病、伤、残者都可以享受康复服务，使残疾人与健全者享受平等的社区生活服务，各地区的社区康复都遵循着同样的基本原则。

1. 社会化工作

（1）由政府领导负责，卫生、教育、民政等多个部门参与到社区康复的协调组织中，制定完善的政策，采取有效的措施，统筹安排，督导检查，使得社区康复的计划更加完善与顺利。

（2）相关职能部门将康复的有关内容纳入本部的职能和业务领域中，共同落实残疾人的社区康复计划。

（3）利用有效的康复资源，在设施、人力、财力、物力、设备等方面，打破原有的传统封闭模式，实现资源共享，为康复对象提供全方位服务。

（4）利用广泛的社会力量，充分地利用传播媒介，宣传和动员社会人员的力量，如中介组织、慈善机构、民间组织、志愿者人群，使他们积极参与社会服务，在资金、技术、科研、服务方面提供帮助。

（5）创造良好的社会氛围，为残疾人提供一切必要帮助。

2. 以社区为主，立足社区　社区康复主要是在社区的层面上开展的康复工作，所以以社区的实际为出发点，立足于社区的内部力量中，从而做到真正的社区管理、社区支持，使病、伤、残者从社区中受益。

3. 低成本，广覆盖　社区康复的基本原则是低成本、广覆盖，最小的成本实现社区全覆盖。

4. 因地制宜，分类指导　社区康复一般适合发达国家与发展中国家，其目的是促进大多数康复对象享有全方位的康复服务，由于各个国家的发展水平、文化习俗、康复治疗技术及资源，以及残疾人群有很大的差异，只有结合实际情况，才能因地制宜采取适合本地区的康复模式。

5. 康复对象的主动参与　康复对象一定要主动参与，明确康复对象及康复计划，必要时家属参与康复计划。这就要求家属及患者本人必须有明确的康复意识，积极配合治疗，主动参与。

6. 采用适应的康复技术　社区康复所采用的康复技术是大多数康复工作者、康复对象及其家属容易掌握的，这样才能让大多数康复对象享有康复服务。因此，社区康复须易懂、易学、易会，不能过多地依赖专业设备。

7. 结合传统康复　我国传统的按摩推拿、针灸、气功等康复方法方便易行、疗效显著，也更易被患者接受，在社区康复中广泛应用。

（四）社区康复的特点

社区康复是机构康复的延续，是功能障碍者在社区继续享受康复服务的保障。社区康复有以下几个特点。

1. 以社区为基地，由社区组织领导、社区成员全面参与　社区康复在社区范围内进行，是社区经济和社会发展事业的一个组成部分。因此，由社区负责计划、组织和领导，全社区参与，依靠社区资源（人力、物力、财力）开展社区残疾人的康复服务。

2. 依靠社区原有的卫生保健、社会保障、社会服务网络等多方共同协力开展康复服务 社区康复既是社区的卫生保健工作，又是社区的社会福利和社会服务工作，要求社区的卫生、民政、社会服务等部门共同参与，密切配合，形成合力，开展工作。

3. 按照全面康复的原则为社区残疾人提供医疗、教育、职业、社会等方面的康复服务 在执行全面康复原则时，一方面充分发挥社区的潜力，在社区所能及的范围内尽量为残疾人进行身心的功能训练、帮助其上学和就业、促进其回归社会、融入社会；另一方面要充分地利用和发挥当地康复中心、康复医院、学校和省、市、县的残疾人康复服务指导中心（部、站）等康复技术资源中心的技术支持作用，尽量使社区的残疾人得到全面康复。

4. 便捷有效 社区康复投资少、服务覆盖广、康复效果好。康复训练就地就近；方法简单易行、技术实用有效；器材因陋就简、就地取材；对象为社区残疾人、老年人、慢性病病人；训练频率高、时间久。

5. 广泛参与 充分发挥残疾人本人、残疾人家庭和残疾人的组织（如残联、残疾人协会等）在康复中的作用。社区康复中，要求必须有残疾人及他们的家属、残疾人组织代表参与决策、计划与实施。

因此，社区康复有很强的针对性，能真正做到按需康复，能真正解决残疾人的实际困难、满足残疾人需要。也只有这样，才能充分调动残疾人参与康复的积极性，提高康复效果。

（五）社区康复的工作目标和工作内容

1. 社区康复的工作目标 保证残疾人最大限度地增强他们的躯体功能和心理功能，使残疾人成为社会平等的一员，使他们得到必要的帮助支持，融入社会，不受歧视，能够正常地享受公民的权益。

2. 社区康复的主要内容 社区康复以全面康复、重返社会为原则，从预防残疾的产生到残疾人的康复等领域的康复（医疗康复、教育康复、职业康复、社会康复）都是社区康复要完成的工作，主要包括以下几点。

（1）残疾预防落实：残疾预防是社区康复工作的首要任务。通过开展健康教育、提高公众对残疾预防的认识，实施优生优育、安全生产、环境保护等措施，降低残疾发生率。同时，加强对儿童发育障碍、老年性疾病、工伤事故等重点领域的监测和干预，努力将残疾风险降至最低。

（2）残疾人员普查：为准确掌握社区内残疾人的数量、类型、等级和分布情况，定期开展残疾人员普查工作。通过入户调查、健康体检、心理评估等手段，全面了解残疾人的需求，为制订个性化康复计划提供数据支持。普查结果还为社区资源配置和政策制定提供了重要依据。

（3）康复训练开展：根据残疾人的具体需求和功能障碍，制订个性化康复训练计划，开展包括物理治疗、作业治疗、言语治疗、心理治疗等多种形式的康复训练。通过科学的训练方法和专业的指导，帮助残疾人恢复或改善功能，提高生活质量。

（4）教育康复辅助：教育康复是帮助残疾人实现自我价值、融入社会的重要途径。为残疾儿童提供特殊教育服务，包括普通学校随班就读、特殊教育学校就读和送教上门等多种模式。同时，为成年残疾人提供继续教育、职业技能培训等服务，增强其社会适应能力。

（5）职业康复培训：职业康复培训旨在帮助残疾人掌握职业技能，实现就业和自主创业。通过开展职业评估、职业技能培训、就业指导和跟踪服务，帮助残疾人根据自身条件和市场需求选择合适的职业方向。同时，与企业和用人单位建立合作关系，为残疾人提供就业机会和就业支持。

（6）社会康复活动：社会康复活动旨在帮助残疾人融入社会，参与社会活动。通过组织文体活动、志愿服务、无障碍环境建设等活动，增进残疾人与社会的交流和互动，提高残疾人的社会认同感和归属感。同时，加强对残疾人的宣传和教育，提高社会对残疾人的认识和理解。

（7）独立生活指导：独立生活指导是帮助残疾人提高生活自理能力、实现独立生活的重要手段。通过提供日常生活技能训练、家庭访问指导、居家无障碍改造等服务，帮助残疾人掌握基本的自理技能，提高生活质量。同时，关注残疾人的心理健康需求，提供心理咨询和支持服务。

（8）康复医疗服务：康复医疗服务是社区康复工作的核心之一。为残疾人提供基本医疗和康复服务，包括定期的健康检查、药物治疗、康复治疗等。建立健全康复医疗服务网络，加强与医疗机构、康复中心和专业机构的合作，为残疾人提供全面、便捷、高效的康复医疗服务。

综上所述，社区康复工作是一项系统性、综合性的社会服务项目，通过残疾预防、人员普查、康复训练、教育辅助、职业培训、社会活动、独立生活指导和康复医疗服务等多个方面的努力，为残疾人提供全方位的支持与服务，促进其全面康复和社会融入。

第二节 工作方式

康复医学一般会采用康复团队或治疗组合作的工作方式，下面介绍康复医学与各学科之间及学科内的合作及康复团队主要成员。

一、科室间合作

康复医学与其他的众多学科为实现全面康复的共同目标而团结协作，学科间合作主要的两个方面如下，一是康复医学与其他学科的紧密协作，如预防医学、临床医学与保健医学互相促进，相互渗透，构成全面医学。康复医学与预防医学结合形成康复预防学，与保健医学相结合形成康复保健学，与临床医学相结合形成众多的专科，如神经系统康复科，骨科康复科，小儿脑瘫康复科等。由于解决患者功能障碍时，患者的功能障碍一般由于伤病所致，需要邀请相关学科的专业人员进行同时会诊，共同讨论治疗方案。如临床密切学科，神经外科，心内科，风湿科，老年医学科，心外科等。二是康复医学科与非医学学科间的合作，如心理学、教育学、社会学科等。康复医学与非医学专业学科相互联系、相互合作，甚至形成了许多新兴学科，比如康复医学与工程学相结合形成康复工程学，与教育学形成特殊教育学，与社会学结合形成了社区康复学。

二、科室内合作

康复医学是指不以疾病为中心，不以器官为目标，以功能障碍为核心，常见的功能一般有运动障碍、言语障碍、认知障碍、感觉障碍等。一般情况下，患者的康复治疗需要多个康复人员协作完成，发挥自己的技术专长，使患者能得到更全面的、最有效地恢复。

三、康复团队

我国康复工作起步较晚，医疗机构建设尚未完全定型，各康复医疗机构人员仍处于探索阶段，康复治疗组一般由患者、康复医师、康复护士、物理治疗师、作业治疗师、言语治疗师、假肢技师及矫形器师、心理治疗师、社会工作者、职业咨询师、中医师或传统康复治疗师、文体治疗师等组成。其中，康复医师作为治疗组长，其余为组员，一同围绕患者开展工作。康复治疗组按照国际统一标准设定康复治疗人员。我国特有的是由中医康复的加入。

（一）康复医师

康复医师（physiatrist）主要负责康复医疗工作。具体如下。

1. 接诊患者，收集患者的病史及检查指标，经过功能评定，列出患者有待解决的康复问题，制定下一步检查、观察及康复治疗计划。

2. 对住院的患者进行查房与会诊，及时作出临床康复的医嘱。

3. 作为康复治疗组组长，指导、监督、及时协调各部门康复治疗工作。

4. 主持病例讨论会，出院前的病历分析总结会议（决定是否出院及出院后的康复计划）。

5. 由具备高级职称的医师主持康复治疗组，负责领导本专业的康复医疗、科研、教学等工作。

（二）康复护士

康复护士（rehabilitation nurse）主要负责住院患者的临床护理。具体如下。

1. 执行基本护理任务。

2. 执行康复护理任务如下。①体位护理。②膀胱护理。③肠道护理（排便训练）。④压疮护理。⑤心理护理。⑥配合康复治疗部门，如患者在床边进行的物理治疗、作业治疗（尤其是日常生活活动能力训练）、言语治疗。⑦指导患者使用假肢、矫形器、自助器具。⑧协助患者体位转移。⑨对患者及家属进行康复健康宣传教育。

3. 进行社会医学工作。作为患者与家庭之间、患者与其工作单位之间、患者与其社区之间的桥梁。

4. 保持病区整洁、舒适、安静、保证患者有良好的身心放松区域。

（三）物理治疗师

物理治疗师（physical therapist）主要负责肢体运动功能的评定和训练，特别是对神经、肌肉、骨关节和心肺功能的评定与训练。经评定后制定和执行物理治疗计划。具体职责如下。

1. 进行运动功能评定，如对肌力、关节运动范围、平衡能力（坐位、立位）、体位转移能力、步行能力及步态的评定。

2. 指导患者进行增强肌力、耐力、体能的训练。

3. 指导患者进行增加关节运动范围的训练。

4. 指导患者进行步行训练，纠正错误步态，提高步行能力。

5. 指导患者进行各种矫正体操、医疗体操，提高神经肌肉、骨关节等的运动功能，并调整内脏功能和心理状态。

6．为患者进行牵引治疗、手法治疗。

7．指导患者进行医疗运动，如健身跑、太极拳、八段锦、医疗气功等，以增强体质，调整内脏功能，促进康复。

8．为患者进行电疗、光疗、水疗、超声治疗、热疗、冷疗、磁疗等物理因子治疗，以及生物反馈等治疗。

9．对患者进行有关保持和发展运动功能的康复教育。

10．做好治疗文书书写，并将治疗效果定期反馈给康复医师及患者家属。

11．负责仪器设备保管、保养工作。

（四）作业治疗师

作业治疗师（occupational therapist）指导患者通过进行有目的的作业活动，改善生活自理、学习和职业工作能力。对永久性残障患者，则教会其使用各种辅助器具，或调整家居和工作环境的条件，以弥补功能的不足。具体职责如下。

1．功能检查及评定，具体项目如下。①日常生活活动能力。②感觉及知觉。③认知能力。④事务活动能力。⑤职业能力等。

2．指导患者进行日常生活活动训练。

3．指导患者进行感知觉训练。

4．指导患者进行家务活动能力训练，包括简化操作、减少体力消耗、避免疲劳等。

5．指导患者使用各种辅助器具，如轮椅、假手和手部支具等。

6．指导患者进行工艺治疗，如编织、泥塑等。

7．指导患者在职业治疗车间进行职业劳动训练（木工、纺织、机械等），也可由技师指导。

8．指导患者进行认知功能训练。

9．单独或配合职业咨询师，对需改变职业的患者进行职业能力、兴趣的评估，并做职业前咨询指导。

10．了解及评估患者家居、房屋的建筑设施情况，发现影响或者制约患者活动的因素，提出居家环境改造的意见。

11．做好治疗文书书写，并将治疗效果定期反馈给康复医师及患者家属。

12．负责仪器设备保管、保养工作。

（五）言语治疗师

言语治疗师（speech therapist）对有语言障碍的患者进行训练，以改善其语言沟通能力。具体职责如下。

1．对语言能力进行检查和评定，如对构音能力、失语情况、听力、吞咽功能等进行评定。

2．对由神经系统病损、缺陷引起的语言交流障碍（如失语症、口吃等）进行语言训练。

3．发音、构音训练。

4．无喉语言训练（食管音、人工喉发音）。

5．喉切除、舌切除手术前有关语言功能的咨询指导。

6. 对由口腔缺陷（舌切除后、腭切除后）引起的语言交流障碍进行训练，改善构音能力。

7. 指导患者使用非语音性语言沟通器具。

8. 对有吞咽功能障碍者进行治疗和处理。

9. 对患者及其家人进行有关语言交流及吞咽功能的康复教育。

10. 做好治疗文书书写，并将治疗效果定期反馈给康复医师及患者家属。

11. 负责仪器设备保管、保养工作。

（六）假肢技师及矫形器师

假肢技师（prosthetist）及矫形器师（orthotist）的具体职责如下。

1. 对患者进行肢体测量及功能评定，确定制作处方。

2. 根据制作处方制作假肢或矫形器。

3. 指导患者如何保养和使用假肢。

4. 指导患者试穿做好的假肢或矫形器，并做检查和适配训练，然后进一步修饰，直至合适为止。

5. 根据穿戴使用状况复套的结果，如有不合适或破损，对假肢/矫形器进行修饰或修补。

6. 对每一位安装假肢及矫形器的患者，定期随访，并做详细记录。

7. 负责仪器设备保管、保养工作。

8. 对患者及家属进行有关假肢使用及相关支持信息的健康教育等。

（七）心理治疗师（临床心理工作者）

心理治疗师（psychologist）在康复治疗组内配合其他人员为患者进行必要的临床心理测验，提供心理咨询及进行必要的心理治疗，帮助患者心理上康复，以促进全面康复。具体职责如下。

1. 进行临床心理测验和评定，如人格测验、智力测验、精神状态评定、职业适应性测验等。

2. 根据心理测验结果，从心理学角度对患者进行全面的功能评定并作出诊断、制订治疗计划，提出治疗意见。

3. 对患者提供心理咨询服务，特别是对如何对待残疾、如何处理婚恋家庭问题和职业问题等。

4. 对患者进行心理咨询及治疗。

5. 做好治疗文书书写，并将治疗效果定期反馈给康复医师及患者家属。

（八）社会工作者

社会工作者（social worker）是促进患者社会康复的工作人员。具体职责如下。

1. 了解患者的生活方式、家庭情况、经济情况及在社会的处境，评定其在回归社会中有待解决的困难问题，并根据法规和政策帮助解决其实际困难。

2. 向患者征询意见，了解其对社会康复的愿望和要求，共同探讨准备如何在出院后适应家庭生活和回归社会，如家居和工作环境的无障碍设施的改造。如有思想和态度障碍，对患者进行解释、鼓励和说服。同时，也应向患者的家属做同样的征询意见和解释、说服工作。

3. 帮助患者与其家庭、工作单位、街道、乡镇、政府福利部门和有关的社会团体联系，争取得到他们的支持，以解决患者的困难问题，为患者回归社会创造条件。

（九）职业咨询师

职业咨询师是促进患者职业康复的工作人员。具体职责如下。

1．了解和评定患者的职业兴趣、基础和能力。

2．对新就业或须改变职业的患者提供咨询。

3．组织集体的或个别的求职技能训练，如开设讲座、教患者如何写求职信和参加求职面试，并进行有关工作态度、工作纪律等的辅导。

4．帮助患者与职业培训中心、民政福利及劳动人事部门等联系，提供就业信息，沟通就业渠道。

（十）中医师或传统康复治疗师

中医师或传统康复治疗师具体职责如下。

1．中医师 是受过康复培训并从事康复工作的中医师。中医师参加康复治疗组能使康复医疗贯彻中西医结合的原则，更好地利用传统中医的优势。具体职责如下。

（1）参加康复治疗组病例讨论会，从中医的角度对制订患者总的康复治疗计划给出建议。

（2）负责院内或治疗组内的中医会诊，及时对需使用中医方法以促进康复的患者开出中医医嘱及中药处方。

2．针灸师 在康复治疗组或根据医师转诊要求，经诊察后施以针灸治疗疼痛、麻木、瘫痪等症状，促进康复。

3．推拿按摩师 在康复治疗组中或根据医师转诊的要求，经诊察后对患者进行手法和推拿按摩治疗，以促进运动力感知觉功能的恢复，缓解疼痛，调节内脏功能，并预防继发性残疾。

（十一）文体治疗师

文体治疗师（recreational therapist）通过组织患者（特别是老人、儿童残疾人）参加适当的文体活动，促进身心康复并重返社会。具体职责如下。

1．了解和评定患者的生活方式特点、兴趣爱好、社交能力、情绪行为等特点。

2．根据诊断及上述评定，制订患者的文体活动治疗计划。

3．组织会根据参与者的爱好，如游戏、文艺表演、电影、球类活动（台球、保龄球等），组织参与者参加治疗性体育运动、体育运动，如乒乓球、轮椅篮球、游泳、羽毛球、划船等。

4．组织患者走向社会，到医院外参加有趣的或有意义的社交活动，如到购物中心或百货公司购物、旅行参观，以及参加夏令营活动、社区俱乐部活动和节日庆祝活动，促进患者与社会融合。

5．指导患者建立均衡的、健康的生活方式，在如何利用闲暇时间、如何养成健康的休闲消遣习惯上提供咨询。

第三节　工作流程

一、康复门诊的工作流程

康复门诊负责接待患者，根据患者的全身状况、心理状态、功能障碍程度、一般情况等对患者进行处理。相对来说，康复门诊的大部分患者都是功能障碍及病情相对稳定的患者，或者是住院患者转好出院后转入门诊的患者。

康复门诊的工作流程是有序且系统的，以确保患者能够获得全面、个性化的康复治疗。康复门诊工作流程具体如下。

（一）患者接待与基本信息收集

患者来到康复门诊后，首先由前台工作人员进行接待。前台工作人员询问患者的基本信息，如姓名、年龄、性别、病史等，并为其安排相应的医生或治疗师。

（二）全面评估

康复医师或治疗师根据患者的基本信息和主诉，进行全面的身体和心理评估。评估内容包括患者的病史、症状、体征、实验室检查、影像学检查等。评估方法包括体格检查、神经系统检查、功能测试等，以全面了解患者的病情和康复需求。

（三）制订康复治疗计划

康复医师或治疗师根据评估结果，制订相应的康复计划和治疗方案。治疗计划采用的疗法包括物理因子疗法、作业疗法、言语疗法、心理疗法等。治疗计划会明确短期和长期目标，以及针对性的康复目标。

（四）实施康复治疗

患者按照康复医师的建议进行治疗和康复。治疗过程中，康复医师或治疗师会密切监控患者的治疗反应和改善情况。根据患者的具体情况和治疗反应，定期对康复治疗计划进行评估和调整。

（五）中期评估与调整

在康复治疗中期，康复医师或治疗师会再次对患者进行评估。目的是了解经过一段时间的康复治疗，患者的功能变化情况。根据评估结果，调整康复治疗计划，以更好地满足患者的康复需求。

（六）终期评估与反馈

在康复治疗结束时，进行终期评估。评估患者的功能恢复情况，评价康复治疗的效果。将评估结果及时反馈给患者和康复医师，以便制订出院后的康复安排或进一步的康复治疗计划。

（七）患者教育与心理支持

对患者及其家属进行康复指导，包括日常生活习惯、功能锻炼方法、心理调适等方面的指导。

提供心理支持，帮助患者建立积极的康复态度，克服心理障碍。

（八）团队协作与沟通

康复治疗小组各成员在组长的统一领导下，围绕共同目标，分工协作。与其他治疗专业的成员及时沟通，相互理解和支持。

（九）记录与归档

康复医师或治疗师将评估结果、治疗计划、治疗过程、评估反馈等信息详细记录在患者的病历中。以书面报告和电子档案的形式进行保存，方便康复医师和患者随时查阅。

总的来说，康复门诊的工作流程是一个系统性、个性化的过程，需要团队成员之间的紧密协作和患者的主动参与。通过科学、系统的康复治疗，可以帮助患者恢复身体功能、提高生活质量。

二、康复病房的工作流程

康复病房的患者主要由康复门诊和其他临床科室转入，其工作流程与康复门诊流程大致相同。由于住院患者病情较复杂、功能障碍程度较严重，因此治疗工作较困难，所需康复时间较长。康复病房一般拥有一支专业化的康复团队。

在门诊康复工作流程与康复病房康复流程中，二者均特别强调康复过程中的评定，三期评定缺一不可。治疗前，通过对患者的初期评定，掌握其功能障碍的性质、病情严重程度、致残原因、残存功能与康复潜力，并根据患者的年龄、职业、爱好、居住环境等了解其康复需求，综合近期和远期康复目标，制定出有效的康复治疗方案，指导康复治疗的实施。康复治疗进行到一定阶段时进行中期评定，在与初期评定的对比下，了解患者的康复进展及是否有新的功能障碍出现，以便及时调整并制定新的康复方案。中期评定在康复过程中至少需要进行一次，必要时可进行多次。在患者出院前应对其进行末期评定，主要是了解康复效果，并做出初步的康复结局判断，并以此确定患者今后的去向。例如，无功能障碍者可直接回归家庭、社会，残存功能障碍的则需根据功能障碍的严重程度及全身状况转至康复门诊、疗养院、不完全康复类康复机构或社区继续进行康复治疗。

三、社区康复工作流程

社区康复工作流程大体为：社会化体系的建立→工作计划的制定→工作队伍的设立→社区康复人员的培养→社区康复资源和残疾人康复的需求调查→组织实施→检查评估。

四、康复临床工作路径

康复临床工作路径也是多科室的一种合作结果。我国的康复医学正处于发展中阶段。康复的医疗质量，不仅仅需要科室管理作为强大的支撑，更需要一套完善的临床操作。不仅如此，在制定和执行康复临床工作路径时，注意事项如下。

1. 标准化与个性化相结合　在制定和执行康复临床路径时，既要遵循标准化的治疗流程和规范，又要充分考虑患者的个体差异和康复需求，制定个性化的治疗方案。

2. 团队协作与沟通 康复临床路径的实施需要康复团队成员之间的紧密协作和有效沟通。各成员应明确自己的职责和任务，共同为患者提供全面的康复治疗服务。

3. 持续评估与调整 在治疗过程中，应持续对患者的功能恢复情况进行评定和监测。一旦发现治疗效果不佳或出现新的功能障碍，应及时调整治疗方案，以确保患者的康复进程顺利进行。

4. 注重患者教育与指导 康复临床路径的实施不仅依赖于专业的康复治疗服务，还需要患者的积极配合和参与。因此，应注重对患者进行康复教育和指导，使其了解康复的重要性和方法，提高自我康复能力。

▶知识拓展

推进康复医疗工作

2021年6月，国家卫健委、国家发展改革委等八部门联合印发《关于加快推进康复医疗工作发展意见的通知》。文件指出，全面贯彻落实党的十九届五中全会精神和实施健康中国、积极应对人口老龄化国家战略，以人民健康为中心，以社会需求为导向，健全完善康复医疗服务体系，加强康复医疗专业队伍建设，提高康复医疗服务能力，推进康复医疗领域改革创新，推动康复医疗服务高质量发展。

—• 考试知识点总结 •—　　**—• 本章小结 •—**

—• 协和云课堂······ 拓展练习及参考答案 •—

（刘福泉）

第六章　康复伦理学

教学课件

学习目标

素质目标

具备协调处理医患关系、康复团队成员之间的关系的职业道德意识。

知识目标

（1）掌握：医学伦理学的概念及主要研究内容；康复医学伦理的特点。

（2）熟悉：临床康复实践中的伦理问题，患者选择、医患关系、制订个体化的康复方案、专业团队的协调与配合、家庭成员的作用与职责、康复治疗终止。

（3）了解：有关康复的国内政策法规；康复宣传和教育

能力目标

能够应用伦理知识处理康复医学实践过程中遇到的问题。

案例导入

【案例】

患者，男，45岁。因车祸导致脊髓损伤，下半身瘫痪，生活不能自理，需要长期康复治疗。患者家庭经济条件较差，主要依靠妻子打工维持生计，康复费用对家庭来说是沉重负担。康复治疗师根据评定认为患者需要进行长期的康复训练，包括物理治疗、作业治疗和心理康复等，但患者考虑到家庭经济状况，不想给家庭增加负担，拒绝接受部分治疗，只想进行一些简单的康复训练。

【问题】

1．请列举本案例中主要涉及的康复伦理问题。

2．作为一名康复工作人员，针对该患者当前情况应采取哪些措施？

3．康复机构的资源有限，像该患者这样需要长期康复治疗的患者较多，如何在保障患者康复权益的同时，合理分配资源，满足其他患者的需求？

· 核心知识拆解 ·

康复伦理学是研究康复医学实践中道德问题的学科，主要探讨康复治疗中的伦理原则、价值观，以及相关社会、文化、经济因素。是伦理学与康复医学相结合的交叉学科。康复伦理学的核心目标是保障患者权益，促进康复服务的人性化和优质化，同时推动康复医学学科的发展。

康复伦理学的研究内容主要包括伦理原则在康复医学中的体现，如尊重患者自主权、不伤害原则、有利原则和公正原则等。康复医学中的伦理问题，如患者选择和医疗资源分配、康复团队治疗模式中的伦理问题、康复目标制定过程中的伦理问题等。康复实践中的具体问题，如知情同意、隐私保护、患者自主权、康复治疗的终止等。康复专业人员的伦理责任，包括遵守职业道德、维护患者权益、区分学术与商业利益等。

本章主要介绍康复伦理学的历史与发展，临床康复实践问题、康复专业职责与康复医学工作者的职业道德等内容。

第一节　发展简史

康复伦理学的发展是一个不断演进的过程，随着康复医学技术的进步和社会需求的变化，其伦理规范和实践也将不断完善。主要分为以下几个阶段。

（一）早期阶段（1910年以前）

康复医学的早期实践主要集中在对残疾人的简单康复措施上，如古罗马和希腊时期采用电、光、运动、海水等进行治疗。这一时期，康复医学伦理尚未形成独立体系，但已蕴含了对患者关怀和尊重的初步理念。

（二）康复医学伦理发展初期（20世纪初至20世纪50年代）

20世纪初，康复医学逐渐形成独立学科，主要服务对象为战伤、车祸、意外事件导致的残疾人以及先天性缺陷患者。这一阶段，康复医学伦理主要关注如何通过康复手段帮助患者恢复功能，提高生活质量，但尚未形成系统的伦理规范。

（三）康复医学发展近期（20世纪50年代至20世纪末）

随着社会需求的增加，康复医学的服务对象逐渐扩展到慢性病患者、老年病患者和精神障碍患者。这一时期，康复医学伦理开始关注患者自主权、知情同意、隐私保护等现代医学伦理的核心问题。同时，康复团队模式逐渐普及，团队成员之间的协作伦理也成为重要议题。

（四）现代康复医学伦理阶段（21世纪以来）

进入21世纪，康复医学伦理逐渐形成独立的体系，其研究和实践更加深入和系统。主要特点如下。

1. 多学科融合 康复医学伦理与医学伦理学、心理学、社会学等多学科融合，关注患者的整体需求。

2. 社会价值导向 康复医学伦理不仅关注个体患者的权益，还强调康复服务的社会价值，如促进社会公平正义。

3. 科技伦理 随着康复技术的发展，如人工智能、基因治疗等，康复医学伦理也开始关注科技应用中的伦理问题。

康复医学伦理未来发展趋势将更加注重以下几个方面。强调根据患者的具体情况制定个性化的康复方案，尊重患者的自主选择。随着康复服务向社区和家庭延伸，康复医学伦理将更加关注社区和家庭康复中的伦理问题。国际康复伦理研究蓬勃发展，各国学者积极参与倡导、实践康复伦理的重要性。

第二节 临床康复伦理相关的实践问题

临床康复治疗是利用各种不同的手段，通过功能的再训练和对环境的改造来恢复患者的技能和能力，从而改善功能障碍，使患者生活独立，回归社会。要完成这一目标，需要多方医疗专业人员的参与，包括医师、护士、心理学家、康复治疗师（物理治疗师、作业治疗师、言语治疗师、职业治疗师文体治疗师、传统医学治疗师等）、家属、社会工作者等。

与传统医学的医患双重关系相比，康复医学中的整体关系更复杂。每一个患者的康复治疗都涉及多学科康复团队、家庭成员和患者本人的相互关系。目前在我国最常见的伦理问题则突出体现在医疗支付、制定康复目标、医学团体和公众对康复治疗的承认和接受、患者自身的消极心态等方面。随着医疗保险制度的逐步完善和国人对生活质量要求的日益提高，康复在整个医学领域的位置也愈显重要，今后在临床康复实践活动中遇到伦理问题也会越来越多。下面将对临床康复过程中常见的伦理问题加以介绍。

一、康复医学中的医患关系

医患关系（physician-patient relationship）是指医务人员与患者在医疗过程中结成的特定的医疗人际关系。在康复医学中，患者和康复治疗人员之间的关系不同于疾病急性期的医患关系，它表现出的是长期的行为关系、道德关系、利益关系、价值关系、法律关系和文化关系等。康复医学中的医患关系不仅影响治疗效果，还对患者的康复信心和生活质量有重要影响。医护人员需要在实践中积极构建和维护良好的医患关系，遵循伦理原则，解决可能出现的伦理问题。

（一）康复医学中医患关系的特点

1. 长期性 康复治疗通常是一个长期的过程，医患之间需要建立长期的合作关系。

2. 互动性 现代康复医学的核心思想是全面康复、整体康复，使病、伤、残者在身体上、心理上、社会适应上得到全面康复。治疗过程中医生和患者之间需要频繁互动，包括身体接触和情感交流。

3. 多重角色 康复治疗师不仅是治疗者，还扮演教育者、照顾者、咨询师等多重角色。

（二）康复医学中医患关系中的伦理原则

1. 尊重患者自主权 康复治疗需要患者的主动参与，因此必须尊重患者的自主权和隐私权。

2. 不伤害原则 康复治疗过程中，医护人员需注意言行，避免对患者造成心理或身体伤害。

3. 有利原则 康复治疗的目标是促进患者的功能恢复和生活质量提升。

4. 公平原则 在资源有限的情况下，合理分配康复资源，确保公平性。

（三）康复医学中医患关系中的常见伦理问题

1. 移情与反移情 患者可能将治疗师视为重要他人，产生移情现象，这可能对治疗产生促进或抑制作用。

2. 患者自主权与医疗建议的冲突 患者可能因个人意愿拒绝部分治疗，这需要医护人员在尊重患者意愿的同时提供必要的医疗建议。

3. 资源分配的公平性 康复资源有限，如何公平分配资源是一个重要的伦理挑战。

4. 隐私保护 在康复治疗中，患者的隐私和机密性需要得到充分保护。

（四）康复医学中医患关系的构建与管理

1. 建立信任 良好的医患关系需要基于信任，医生需通过专业知识和人文关怀赢得患者的信任。

2. 有效沟通 医生需要与患者进行充分的沟通，确保患者理解治疗计划和预期结果。对于那些有严重认知障碍而无自主意识的患者，治疗人员有相对意义上的决定权，但仍需与家属及时沟通，获得其理解和支持。

3. 情感支持 开展医患的换位思考，要掌握与患者交往的语言技巧，需要关注患者的情绪变化，提供必要的心理支持。

4. 教育与引导 通过健康教育，帮助患者提高健康意识和自我管理能力。

二、患者的选择

康复医学的对象主要是因疾病、损伤或先天性缺陷导致身体功能障碍或生活自理能力受限的各类人群。旨在通过康复治疗帮助他们恢复或提高功能，改善生活质量，促进社会回归。为了更合理地利用有限的康复资源，康复人员应选择具有康复潜能的患者。患者选择贯穿于康复医学伦理中，二者相互影响、相互作用。在临床康复实践中，患者的选择是一个系统且复杂的过程，需要综合考虑多种因素，以确保康复治疗的有效性和适宜性。患者的选择通常需考虑以下因素。

（一）疾病和医疗因素

康复专业人员在决定是否开始康复治疗时，首先应考虑患者的医学诊断和预后。具体如下。

1. 康复预后评定　评定患者的康复潜力和可能的恢复程度。如对于一些不可逆的残疾或病情过于严重的患者，康复治疗可能效果有限。

2. 功能障碍的性质和程度　通过康复评定确定患者的功能障碍部位、种类、范围和严重程度。

3. 疾病稳定性　确保患者的病情处于稳定状态，能够安全地参与康复治疗。

（二）非医疗因素

除了医疗因素外，还需要考虑以下非医疗因素。

1. 患者的社会支持系统　包括家庭成员的支持（情感和经济支持）以及社会支持网络。

2. 患者的学习和信息保留能力　患者需要具备一定的学习能力，以便理解和参与康复治疗。

3. 患者的年龄和预期恢复过程　年龄和恢复预期可能影响康复计划的制订。

4. 康复资源和机构特点　康复机构的资源和能力也会影响患者的选择。

（三）伦理和法律因素

在选择患者时，还需考虑伦理和法律因素，确保康复治疗符合患者的自主权和隐私权。对于未入选的患者，应给出详细的解释，并承诺将来重新评估。

（四）康复评定

康复评定是康复医学的重要组成部分，贯穿整个康复治疗过程，具体如下。

1. 在康复治疗开始前进行初期评定，确定患者的功能障碍范围及严重程度，制定康复目标和计划。

2. 在康复治疗过程中进行中期评定，评估治疗效果，根据结果调整康复计划。

3. 在康复治疗结束或出院前进行末期评定，评估整体康复效果，制定后续康复指导。

综上，康复专业人员选择患者前，必须对其进行仔细检查和评定，综合考虑临床诊断与康复评定结果，并结合患者的背景因素。通过工作组的集体讨论决定是否将患者纳入康复治疗。以便更科学、更全面地选择适合康复治疗患者，从而提高康复治疗的效果和质量。

三、个体化康复方案的制订原则

微课：个体化康复方案制订的原则

康复医学的对象具有个体特异性，所以在制订康复治疗方案时要体现个体化的特点。针对不同的对象制订与其相适应的康复方案。康复伦理学为个体化康复方案制订提供道德指引，确保方案既科学又符合患者利益。在制订个体化康复方案时，要遵守以下五个原则。

（一）知情同意原则

当康复专业人员对患者做出诊断或推荐一种治疗方案时，必须向患者提供包括诊断结论、治疗方案、病情预后以及治疗费用等方面的真实、充分的信息，尤其是诊断方案的性质、作用、依据、损害、风险以及不可预见的意外等情况，使患者或其家属经过深思熟虑自主做出选择，并以相应的方式表达其接受或拒绝此种治疗方案的意愿和承诺，并在患者一方明确承诺后才可最终确定和实施拟定的治疗方案。

（二）尊重患者自主权原则

患者的康复治疗会涉及许多方面的利益，如患者的家属、承担或支付患者医疗费用的个人、社会团体或机构及康复医疗小组成员。不同个体对康复的可能性和康复结果会有不同的看法，因而康复治疗人员、患者、家属及医疗保险人员所设定的康复目标可能不一致，甚至是相互矛盾的。

从尊重患者自主权的观点出发，即使患者做出不好的选择，尊重自我决定仍是最重要的。康复医疗专业人员不能把自己的价值观强加给患者，应该给患者讲解治疗的费用、风险和有效性，与患者讨论改善功能的一些可选择的方法。但一味地听从患者的意愿，也会带来一系列的问题，如他们可能拒绝进行训练，也可能忽视家庭康复训练计划而需要照顾等。康复专业人员要树立良好的医德，尊重患者的人格，理解患者在经历了突发事件和身体残疾后的反应，应该时刻意识到自己的建议对患者的影响；要看到患者的长处，帮助、鼓励他们去发现自身还存在着巨大的潜力。

尊重康复对象的自主权固然重要，但无原则性地依从患者的意愿有时也会损害患者的最佳利益。同时，康复过程中涉及患者的个人信息、身体状况、治疗记录等隐私内容，必须严格保密，未经患者同意，不得随意泄露。

（三）医疗最优化原则

在康复临床实践中，制订康复方案时，应权衡利弊，选择疗效最佳、损伤最小、痛苦最轻、耗费最少的方案。以最小的代价获取最大效果的康复方案即最佳方案。不仅要关注患者当前的康复需求，还要考虑其长远利益，帮助患者实现全面康复和重返社会。

（四）不伤害原则

在制订方案时，康复方案应科学合理，避免对患者造成身体上的损伤。充分考虑患者的心理状态，避免因康复方案或沟通方式不当给患者带来心理压力或伤害。也应考虑患者的经济承受能力，避免因康复治疗给患者带来过重的经济负担。

（五）公正原则

所有患者都应享有平等的康复机会，不因任何因素而受到歧视或排斥。另一方面，康复资源的分配应公平公正，避免因患者的年龄、性别、经济状况等因素导致不公平现象。

四、康复团队的协调与配合

康复工作团队是确保康复工作高效、有序开展的关键，团队的协调与配合需遵循康复伦理学原则，以提高康复效果，增强患者满意度，提升团队整体效能，促进跨学科合作与创新。

（一）康复工作的复杂性需要康复团队密切协调与配合

康复的工作方式是以团队的形式进行的。而康复团队是由多学科的专业人员组成的小组，涉及多个专业领域，包括医学、护理、物理治疗、职业治疗、言语治疗、心理治疗、社会工作等。每个专业都有其独特的技能和知识体系，而患者的康复需求往往是多方面的，需要综合运用这些专业技能，根据患者的具体情况制定个性化的康复方案。协调与配合可以确保这些不同专业的工作能够有机结合，形成一个全面的、科学的康复计划。

康复工作不仅仅是治疗疾病，更是帮助患者恢复功能、提高生活质量、重新融入社会。这需要团队成员之间密切合作，共同为患者提供全面支持。如物理治疗师和护士在康复训练中密切配合，确保患者在训练过程中得到适当的护理和安全保护。职业治疗师和言语治疗师在帮助患者恢复日常生活能力的同时，共同解决可能影响交流和沟通的问题。协调与配合可以避免重复工作，减少资源浪费，提高康复效率。

康复过程往往漫长且充满挑战，患者需要感受到团队的关心和支持。团队成员之间的协调与配合可以向患者传递出一致的信息，增强患者的信心和满意度。

团队成员共同参与患者的康复计划制定，可让患者感受到团队的重视和支持。团队成员在康复过程中保持一致的沟通和反馈，可让患者感受到团队的团结和协作。协调与配合能够为患者提供一个稳定、协调的康复环境。

（二）加强康复团队的协调与配合，提升团队整体效能

康复工作团队通常由多学科专业人员组成，每个成员都有其专业优势。通过协调与配合，团队可以充分发挥每个成员的优势，形成一个高效、协同的工作环境。

1. 明确角色与职责 康复团队由多学科专业人员组成，包括康复医师、康复护士、物理治疗师、职业治疗师、言语治疗师、心理治疗师、社会工作者等。明确每个成员的角色和职责，确保团队成员清楚自己的任务和责任，避免工作重复或遗漏。

2. 建立有效的沟通机制 定期召开团队会议，分享患者信息，讨论治疗计划和进展，及时调整康复方案。利用电子病历系统或其他信息共享平台，方便团队成员随时查看和更新患者信息。建立完善的反馈机制，鼓励团队成员积极分享经验，提出问题并共同解决。

3. 跨学科协作模式 多学科会诊，通过多学科会诊，不同学科的专家共同参与，根据患者的具体情况为患者制定综合的康复方案。临床康复一体化推动康复医学与临床科室的紧密合作，确保医学诊疗与康复治疗无缝衔接。

4. 优化工作流程，创新服务模式 建立“一站式”服务中心，为患者提供导诊、咨询、预约等服务，优化就医流程。结合新技术，如神经调控、脑机接口等，提升康复治疗的精准性和效果。通过“互联网＋”、家庭病床、上门巡诊等方式，将康复服务延伸至家庭，为行动不便的患者提供便利。

五、家庭成员的作用与职责

家庭成员是组成康复治疗团队的一分子，家庭成员在残疾人的照顾和整个康复治疗过程中起

着非常重要的作用。在康复过程中，家庭成员和康复专业团队一起讨论制定康复目标和患者出院后的安排。家庭成员的积极配合和社会相关因素的参与，都会对其功能结局产生积极的影响。家庭照顾者陪伴康复是促进患者康复的重要环节，在这个过程中，专业人员提供康复训练指导与疾病相关健康知识，从而帮助患者摆脱疾病的困扰和影响，体现自我价值，提高其日常生活活动能力。

在康复治疗过程中，家庭成员的作用与职责至关重要，他们不仅是患者情感上的支持者，还在康复过程中扮演着照顾者、监督者、信息传递者和康复训练参与者的多重角色。家庭成员的支持与配合需遵循康复伦理学原则。同时，康复伦理学为家庭成员提供道德指引，明确其在康复中的职责与界限，确保患者权益得到充分维护。

（一）家庭成员的作用

1. 情感支持 家庭成员的关爱和陪伴能够帮助患者稳定情绪，增强康复的信心和动力。

2. 日常生活照护 协助患者完成饮食、起居、清洁等基础照护工作，确保患者在康复期间得到全面照顾。

3. 监督康复计划执行 家庭成员可以监督患者按照专业团队制定的康复计划进行训练，确保康复计划的落实。

4. 沟通桥梁 作为患者与专业康复团队之间的桥梁，传递患者的需求、疑虑和进展信息。

5. 促进社会再融入 帮助患者逐步恢复正常生活，增强其社会适应能力。

（二）家庭成员的职责

1. 情感支持者 耐心倾听患者的心声，给予积极的情感反馈，帮助患者面对情绪波动。

2. 照顾者 承担患者日常生活的照顾责任，包括协助锻炼、饮食照料等，学习相关护理知识。

3. 信息传递者 积极参与康复方案的讨论，了解治疗计划和目标，并将相关信息反馈给专业团队。

4. 康复训练参与者 参与制定康复训练计划，鼓励患者坚持训练，并在家庭环境中协助进行康复活动。

5. 监督与反馈者 密切观察患者的病情变化，及时向专业团队反馈异常情况。

6. 理解与接纳者 保持积极乐观的态度，理解患者可能出现的进步缓慢或其他特殊情况。

（三）家庭成员支持的重要性

家庭的支持不仅能增强患者的康复信心，还能帮助专业团队更好地了解患者情况，从而制订更加个性化的康复方案。此外，家庭成员的参与有助于患者在康复过程中保持积极的生活态度，促进其全面康复。家庭成员应明确在康复过程中的角色定位和责任分配，积极参与康复计划的制定和执行。与专业团队保持良好的沟通，及时传递患者的信息和需求。通过倾听、理解和陪伴，给予患者情感上的慰藉。学习康复知识和技能，协助患者进行家庭康复训练。家庭成员在支持患者的同时，也应关注自身的心理健康，以便更好地为患者提供支持。

在疾病的早期，家庭成员应积极地配合医师救治患者及功能障碍的康复治疗，这对尽早地使患者生活独立、回归社会与专业人员的作用同样重要。当病情稳定，患者出院转回家庭继续进行康复，这就要求家庭成员了解康复训练方法，并帮助患者坚持进行康复训练，以求早日康复。此外，患者的日常生活、服药或外出治疗等也都需要家属的照顾。患者家属一定要有主动性，对康复治疗要有足够的思想准备。

六、康复治疗质量控制与康复治疗终止

康复治疗质量控制需要遵循康复伦理学原则，确保治疗过程尊重患者权益、符合道德规范，以保障治疗的科学性和有效性。在康复治疗终止时，康复伦理学为决策提供依据，需充分尊重患者自主权，考虑患者的整体利益和意愿，同时保障其知情同意权。康复伦理学还要求医护人员在控制治疗质量和决定终止治疗时，保持公正、不伤害患者，并合理利用医疗资源，避免过度治疗或过早放弃治疗。

（一）康复治疗质量控制

良好的康复治疗质量控制能够降低康复团队的工作负担，加强康复团队协作能力，提升康复团队工作效率，进而增加患者的满意度。治疗质量的控制应围绕以下几个环节进行。

1. 质量管理体系的建立 康复治疗质量控制需要建立全面、系统的质量管理体系，包括组织结构、职责权限、工作程序、资源保障等方面。成立康复科医疗质控小组，由科室主任、高年资医师、护士长和康复师等成员组成，明确各成员职责，负责全面质控工作。

2. 康复治疗流程的优化 梳理康复治疗的每个环节，制定明确具体的标准操作流程；参考国际、国内的康复治疗工作规范和指南，对流程进行优化和改进；建立康复治疗数据的统计和分析机制，对治疗效果进行评估。

3. 质量控制指标的制定

（1）结构指标：包括人员资质、设备配置等基础条件。

（2）过程质量指标：如康复治疗计划的制定、治疗过程的规范性、患者教育等。

（3）结果质量指标：如患者功能改善率、并发症发生率、患者满意度等。

4. 康复设备与资源管理

（1）设备配置标准化：按照指南与标准的要求，完成设备的标准化配置，并根据医院不同级别的康复医疗服务标准进行配置。

（2）设备维护与更新：确保康复设备的定期维护和更新，以满足不同患者的治疗需求。

5. 人员培训与能力提升

（1）定期培训：组织科室内部培训，提升人员的专业能力。

（2）亚专业规范化培训：实施亚专业与亚专科技术的规范化培训，确保康复从业人员具备规范的康复技术。

6. 患者评估与治疗计划 对患者进行全面的康复评估，包括运动功能、感觉功能、言语功能、认知功能等。抓好“康复评定－治疗－评定”环节，康复治疗始于评定，止于评定。在康复治疗的前、中、后期要各进行一次康复评定，中期评定可进行多次。根据每次评定的结果，对前一段康复治疗的效果做出客观评价，制订、修改下一步的康复治疗计划，直至康复治疗停止。

7. 质量评估与持续改进

（1）建立评估体系：制定康复科医疗质量评估体系，包括评估指标、评估方法和评估周期。

（2）数据分析与反馈：定期对康复科医疗质量进行评估，分析存在的问题和原因，制定具体的改进措施。

（3）持续监测：对敏感指标进行不间断的持续监测，密切关注质量改进措施的实施效果。

8. 风险管理与安全措施

（1）并发症预防：对患者进行全面、系统的并发症风险评估，制定有效的预防措施。

（2）安全管理制度：建立完善的康复科感染防控制度，确保患者治疗过程的安全

（二）康复治疗终止

1. 康复治疗终止的定义 康复治疗终止是指在康复过程中，由于患者的功能恢复情况、病情变化、个人意愿或其他因素，决定停止当前的康复治疗计划。

2. 康复治疗终止的常见原因

（1）功能恢复已达平台期：患者的功能障碍已恢复到最大限度，继续康复治疗的效果不显著。

（2）患者自身要求：患者的功能达到其自身期望和要求，或患者因个人原因（如经济、时间等）主动要求终止康复。

（3）病情变化：患者病情加重或病情不稳定。出现治疗禁忌证。患者行为异常，可能危及自身及他人安全。

（4）康复效果不佳：经两个疗程的正规治疗后，无任何功能改善，且经讨论确认本部门无有效治疗手段。

（5）其他特殊情况：如重症患者在康复过程中出现生命体征异常（如平均动脉压、心率、血氧饱和度等指标异常），需暂时停止康复治疗。

3. 康复治疗终止的程序 功能恢复已达平台期或患者自身要求终止的，要完成末期评定，对患者的康复效果进行全面评估。向患者及家属提供出院指导及健康宣教，包括后续的康复注意事项、家庭康复指导等。病情变化或康复效果不佳者，报告治疗部主管及主管医师，同意后停止治疗。对于重症患者，需在第2天重新评定病情，再决定是否继续康复治疗。然后召开康复小组会议，讨论确认终止治疗的合理性。

4. 康复治疗终止后的注意事项 与患者及家属充分沟通，解释终止康复治疗的原因及后续的注意事项，确保患者及家属的理解和配合。即使康复治疗终止，仍需为患者提供必要的后续支持，如心理支持、家庭康复指导等。同时，建议患者定期进行复查和随访，以便及时发现和处理可能出现的问题。

考试知识点总结

本章小结

协和云课堂…… 拓展练习及参考答案

（阎小芹）

第七章　康复医学科的设置和常用设备

教学课件

学习目标

素质目标

具有全面康复、整体康复和全方位为功能障碍人群提供康复照顾的思维模式。

知识目标

（1）掌握：康复医学科的设备分类和常用设备。

（2）熟悉：康复医学科的功能与作用、康复医学科的人员组成。

（3）了解：康复医学科的组成部分、诊疗场地与设施。

能力目标

（1）能按规范化、标准化的原则对康复医学科进行合理设置及人员配备。

（2）能与患者及家属进行沟通，与相关医务人员进行康复医学科的设置和常用设备的专业交流。

案例导入

【案例】

康复治疗技术专业学生小李，目前在某医院实习，即将去康复医学科转科，作为一名新人，他对康复医学科缺乏了解。

【问题】

请介绍康复医学科的设置和常用设备。

·核心知识拆解·

随着社会经济、文化的发展和人民生活水平的提高，人们对身体健康和生活质量的要求越来越高，对各种慢性病、老年病、伤病康复与残疾人的功能障碍恢复需求越来越迫切，社会对康复医疗服务的需求和质量要求不断提升。因此，康复医学科的规模与内部设置、各种仪器设备和专业人员的数量与质量都要满足我国现代社会发展的需求。《综合医院康复医学科建设与管理指南》和《综合医院康复医学科基本标准（试行）》，进一步指导和规范了我国综合医院康复医学科的建设和管理，促进了康复医学学科的发展。

第一节　康复医学科的设置

一、康复医学科的功能与作用

根据《综合医院康复医学科建设与管理指南》和《综合医院康复医学科基本标准（试行）》，康复医学科是综合医院的必备科室，是综合医院必备的临床科室。它的功能与作用主要体现在以下几个方面。

1. 提供全面系统的康复服务　综合医院康复医学科是在康复医学理论指导下，应用功能评定和物理治疗、作业治疗、言语治疗、心理康复、传统康复治疗、康复工程等康复医学诊断和治疗技术，为患者提供全面、系统的康复医学专业诊疗服务的临床科室。

2. 提供早期专业的康复服务　综合医院应当根据医院级别和功能提供康复医疗服务，以疾病、损伤的急性期与恢复期早期的临床康复为重点，与其他临床科室建立密切协作的团队工作模式，选派康复医师和治疗师深入其他临床科室，提供早期、专业的康复医疗服务，提高患者整体治疗效果，为患者转入专业康复机构或回归社区、家庭做好准备。

3. 提供康复技术指导　综合医院应当与专业康复机构或者社区卫生服务中心建立双向转诊关系，实现分层级医疗，分阶段康复，使患者在疾病的各个阶段均能得到适宜的康复医疗服务，提高医疗资源利用效率。作为区域性康复医学资源中心，为所在社区卫生服务网络提供康复医学技术咨询、培训，为所在区域功能残障患者提供康复治疗技术指导。

4. 提供康复人才培养服务　1988年开始实施时《中国残疾人事业五年工作纲要（1988年—1992年）》提出“有计划地改造和建立一些骨干康复机构，进行科研、临床实践、技术指导和人员培训。逐步在现有医院开设康复部（科、室）”。因此，康复医学科是科研和专业技术人员培训的重要场所。此外，康复医学科还承担着培养康复医学生临床实践的教学任务，是培养康复医学人才的重要基地。

二、康复医学科设置的基本原则

根据1994年卫生部《医疗机构诊疗科目名录》，康复医学科设置为一级诊疗科目，不设二级专业分科。

根据2011年卫生部印发的《综合医院康复医学科建设与管理指南》的要求，二级以上综合医院应当按照《综合医院康复医学科基本标准》独立设置科室开展康复医疗服务，科室名称统一为康复医学科。

三、康复医学科的组成部分

综合医院康复医学科一般应设立门诊、康复评定与治疗室、病房三部分。

1. 康复门诊 设置专门的诊室接诊门诊患者，对门诊患者进行诊断、评定，制订相应康复治疗计划，并提供咨询服务等工作。

2. 康复治疗室 最基本的设置应具备临床康复评定功能的物理治疗室（包括运动治疗和理疗室）、作业治疗室、言语治疗室、传统康复治疗室、康复工程室等，规模较大的康复医学科有条件应设置专门的功能评定室、认知治疗室、心理治疗室、文娱治疗室、支具与矫形器室等，更好地为患者提供更全面的康复治疗。

3. 康复病房 二级以上综合医院康复医学科必须设置独立康复病房。开设病房能更好地满足医疗、教学、科研的需要，三级综合医院康复医学科床位数应为医院总床位的2%～5%；二级综合医院康复医学科康复床位数不少于医院总床位的2.5%；一级综合医院可不设置独立康复病房，但应设置专科门诊，并根据具体情况设置理疗室、运动治疗室或与推拿、针灸等传统康复治疗手段结合起来，以满足院内住院患者和门诊患者的需求。

微课：康复医学科的人员组成

四、康复医学科的人员组成

（一）构成

康复医学是一门多学科和跨学科的专业，需要协同多种专业人员组成康复专业协作团队，对患者进行康复诊疗服务。康复医学科的人员配备主要是：康复医师、康复护士、物理治疗师、作业治疗师、言语治疗师，以及从事传统康复治疗的中医师、针灸师、按摩师等，在规模较大、功能齐全的康复医学科或康复中心应配备有心理治疗师、支具与矫形器师、文娱治疗师、社会工作者等。

（二）比例

二级综合医院人员配备：每床至少配备0.25名医师，其中至少有1名具有副高级以上专业技术职务任职资格的医师和1名具备中医类别执业资格的执业医师；每床至少配备0.5名康复治疗师；每床至少配备0.3名护士。

三级综合医院人员配备：每床至少配备0.25名医师，其中至少有2名具有副高级以上专业技术职务任职资格的医师和1名具备中医类别执业资格的执业医师；每床至少配备0.5名康复治疗师；每床至少配备0.3名护士。

（三）资质

1. 康复医师 具有医师资格证书后，经注册具有康复医学专业的执业范围的医师执业证书。

2. 康复治疗师（士） 具有大专、中专康复治疗专业毕业证书的毕业生，或通过全国卫生专业技术资格的康复治疗师（士）考试并取得康复治疗师（士）资格证书者。

3. 康复护士　基本同临床各科护士要求，有条件的应接受康复医学的专业培训或继续教育学习。

4. 其他　支具与矫形器师、心理治疗师、职业康复咨询师、社会工作者、音乐治疗师、康复营养师等也须有相关专业的毕业证书和专业技术资格认证。

五、诊疗场地与设施

1. 根据《综合医院康复医学科基本标准》的最新要求，诊疗场地的面积根据医院的规模和开展业务的多少确定。三级综合医院康复医学科门诊和治疗室总使用面积不少于1000m^2；二级综合医院康复医学科门诊和治疗室总使用面积不少于500m^2。

2. 康复病房的基本设施与要求与其他学科的病房设置基本相同，病房每床使用面积不少于6m^2，床间距不少于1.2m，以方便轮椅和推车在床之间转动。卫生间、浴室、通道等应有专门的设施，以适合康复患者的治疗和使用。

3. 康复医学科应设在医院中方便功能障碍患者抵离的处所，根据实际情况和条件，治疗室既可采取门诊、住院共用的设计方式，也可以在门诊部、住院部分别设置。

4. 按照《综合医院康复医学科建设与管理指南》的要求，康复医学科门诊、病区及相关公用场所应当执行国家无障碍设计规定的相关标准，如通行区域和患者经常使用的诊疗室、楼梯、台阶、坡道、走廊、门、电梯、厕所、浴室等的主要公用设施应采用无障碍设计和防滑地面，室外的走廊或过道应允许轮椅和推车通行无阻，通道走廊的墙壁应有扶手装置。

5. 康复医学科特别是治疗室的地板、墙壁、天花板及有关管线应易于康复设备及器械的牢固安装、正常的使用和经常检修。有些器械的使用如高频电疗室还应注意绝缘和屏蔽，同时言语治疗室还应采用隔音设施。

6. 治疗室应有良好的通风和室温调节设备，对不同功能与作用的治疗室进行一些装饰，色彩的设计与布置应有利于患者的治疗与训练。

第二节　康复医学科的常用设备

康复医疗设备是康复医学科用来为患者进行康复评定和康复治疗的重要医疗工具，是康复医学科赖以生存和发展的必备条件之一。随着电子技术、计算机技术、图像分析技术等在医学领域的日益广泛的应用，康复设备也从最初机械化、单一化逐渐转向自动化、数字化、微机化、智能化及多元化。

一、设备分类

1. 功能评定设备　包括心肺功能、运动功能、感觉功能、日常生活活动能力，认知功能、言语功能、吞咽功能等评定设备。

2. 治疗训练设备 包括运动治疗、物理因子治疗、作业治疗、日常生活活动训练、言语治疗、吞咽治疗、认知疗法、文娱治疗及传统康复治疗等设备。

3. 康复工程设备 包括各种支具、假肢、矫形器与辅助器具、压力衣制作等设备。

二、各室的常用设备

（一）功能评定室

在临床康复中有许多用于评定功能障碍的设备，但不同设备评定的目的各有侧重。因此，详细了解每种评定设备的作用原理、适用范围、禁忌证及操作注意事项等是从事康复评定工作的前提。

1. 关节活动范围测量设备 常用的有通用量角器、方盘量角器、手指量角器、脊柱测量器、多功能关节活动度测量表、电子量角器等。

2. 肌力测量设备 肌肉功能检查和评价是康复医学中最基本、最重要的内容之一，肌力评定设备通过对肌肉功能的检查，有助于了解患者肌肉、神经的损害程度和范围。在康复治疗前进行检查，评定康复治疗效果和判断预后的辅助指标。常用设备包括手握力计、指捏力计、背拉力计、电子测力仪、便携式数字化肌力和脊柱关节活动度测量仪、等速肌力测定训练装置。

3. 生物力学检查仪器 常用仪器包括步态分析仪、平衡检测仪、动作分析仪、测力平台、足底扫描仪、人体扫描仪、人体姿态稳定性分析诊断系统等。

4. 神经电生理学检查设备 神经电生理学检查是神经系统检查的延伸，神经电生理检查设备能辅助诊断及评定神经和肌肉病变。常用设备包括肌电图仪（针极、表面电极）、诱发电位检查仪、电诊断仪、感觉神经定量检测仪等。

5. 心肺功能及代谢当量测试设备 心肺功能及代谢当量测试设备对心血管疾病和呼吸系统疾病的诊断、了解心肺功能储备和适应能力、制订康复处方及判断预后具有重要的意义。常用设备包括功率自行车、活动平板、多导联心电图仪、心电血压监测仪、肺功能测定仪器、血氧分析仪等。目前国际上已将上述评定设备进行整合，从而开发出运动心肺功能及营养代谢测试系统，使心肺功能及代谢当量评定更为客观、全面。

6. 言语评定设备 言语评定设备能辅助康复医师和言语治疗师判断患者是否有言语障碍及障碍的性质、程度和类型等问题，然后根据评定结果选择不同的方法进行言语功能障碍的治疗。常用设备及用品包括言语障碍筛查量表、言语相关图（卡）片、复读机、电测听仪、手电筒、秒表、鼻镜、舌板、计算机语言评定训练系统等。

7. 认知评定设备 大脑损伤后，尤其是右侧大脑半球的损伤，易导致患者认知功能障碍，认知功能评定设备能辅助评定患者对事物是否具有正确的理解、认识和反应。常用设备及用品包括认知能力筛查量表、心理测试用品、注意单项智商测定用品、观察力单项智商测定用品、记忆单项智商测定用品、思维单项智商测定用品、失认症检查用品、失智症检查用品、成人心理功能评定系统（软、硬件）、青少年心理功能评定系统（软、硬件）、认知功能评估训练系统等。

8. 其他设备 包括血压计、计步器、人体磅秤、身高尺、卷尺、皮脂厚度测量、疼痛测定问卷、社会生活活动能力测定量表、FIM测定用表、膀胱压力容量评定系统、膀胱扫描仪、肌骨超声仪等。

康复评定对康复计划的制订、康复效果的评定起着不可或缺的作用。因此，必须配备一定的评定设备，才能对患者功能障碍的部位、性质、类型、程度等进行科学的评定，并指导康复治疗。

（二）运动疗法室

1. 基本设备　包括训练用扶梯、训练用垫、平行杠、肋木、姿势矫正镜、训练用棍、训练用球、支撑器、按摩床、PT训练床、PT治疗凳、各种多功能治疗床、功能牵引网架及附件等。

2. 增强肌力训练设备　肌力下降是临床常见症状之一，会引起人体各项日常生活活动障碍，而肌力训练设备能辅助增强患者肌力和肌肉耐力，为以后的平衡、协调、步态等功能训练做准备。常用设备有不同重量沙袋、哑铃、不同弹力的弹力带及弹力绳、墙拉力器、划船器、功率自行车、踏步器、股四头肌训练器、等速肌力训练仪、多功能肌力训练器、四肢联动训练器、上下肢智能训练器、悬吊训练治疗系统、核心肌群训练器、持续密集运动疗法康复训练系统等。

3. 增加关节活动范围设备　正常各关节的屈伸和旋转均有一定的角度范围，当关节受到不同程度损伤后，其关节活动度会发生改变，不同的治疗设备可辅助物理治疗师改善患者关节活动范围。常用设备有多功能牵引网架、滑轮吊环、各关节被动训练器、肩梯、体操棒、火棒、肋木、肩关节回旋器、前臂内外旋转器、腕关节旋转运动器、腕关节屈伸运动器、髋关节旋转运动器、踝关节屈伸运动器、踝关节矫正站立板、上肢、下肢持续被动活动器等。

4. 平衡、站立、移行训练设备　许多疾病会导致平衡、站立和移行功能障碍，以中枢系统疾病最为常见。平衡、站立、移行训练设备能最直接有效地进行平衡、站立、移行的功能训练。常用设备包括平衡训练器、平衡垫、平衡板、平衡训练球、平衡功能训练系统、电动起立床、截瘫站立行走架、减重步行训练系统、下肢智能训练器、下肢康复机器人、天轨移位步行训练系统、助力平行木、训练用扶梯、各种拐杖、助行器、轮椅等。

5. 增强耐力设备　常用设备有训练用功率自行车、活动平板等。

6. 牵引设备　是利用作用力与反作用力的力学原理，使关节面发生一定的分离、关节周围软组织得到适当的牵伸。常用设备有颈椎牵引装置、腰椎牵引床、解压牵引装置等。

在物理治疗师的指导下，通过以上设备进行治疗和训练，可以改善和提高患者躯干与肢体的肌力与耐力、关节活动度、平衡协调功能、转移与行走功能、心肺功能等。运动疗法室的设计应有足够的空间、宽敞明亮，各种设备的摆放布局合理，有利于治疗师与患者的互动和治疗的方便应用。

（三）理疗室

1. 低频电疗设备　应用频率在1000Hz以下的低频脉冲电流来治疗疾病的方法称为低频电疗法。常用设备包括低频脉冲电疗仪、神经肌肉电刺激电疗仪、经皮神经电刺激治疗仪、痉挛肌治疗仪等。

2. 中频电疗设备　应用频率在1000～100000Hz的中频脉冲电流来治疗疾病的方法称为中频电疗法。常用设备包括音频电疗仪、电脑中频治疗仪、立体动态干扰电疗仪等。

3. 高频电疗设备　应用频率大于100000Hz高频脉冲电流来治疗疾病的方法称为高频电疗法。常用设备包括短波治疗仪、超短波治疗仪、微波治疗仪、厘米波治疗仪、毫米波治疗仪等。

4. 光疗设备　利用人工光线（红外线、紫外线、可见光、激光）防治疾病和促进康复的方法称为光疗法。常用光疗设备包括红外线治疗仪、红外线偏振光治疗仪、威伐光治疗仪、紫外线治疗仪、氦氖激光治疗仪、半导体激光治疗仪、二氧化碳激光治疗仪、低能量激光治疗仪、高能激光治疗仪等。

5. 磁疗设备 磁疗法是利用磁场作用于机体，以防治疾病促进机体康复的方法。常用设备包括旋磁治疗仪、电磁疗机、磁振热治疗仪、脉冲磁治疗仪、骨质疏松治疗仪、经颅磁刺激治疗仪等。

6. 超声波电疗设备 利用超声波的机械振动性质作用于人体，引起机体的多种理化效应而达到治疗疾病的方法称为超声波疗法。常用设备包括超声波治疗仪、超声药物离子导入治疗仪、超声叠加治疗仪、超声电疗工作站等。

7. 传导热疗设备 传导热疗是以各种热源为介质，将热直接传导给机体，从而达到治疗疾病目的。常用设备包括蜡疗机、蜡疗袋、中药熏蒸仪、电热按摩治疗机、湿热敷治疗仪等。

8. 其他设备 临床还有许多其他物理因子设备，包括冷疗机、低温冲击镇痛仪、空气压力波治疗仪、音乐电疗仪、吞咽障碍电刺激治疗仪、肌电生物反馈治疗仪、冲击波治疗仪、电动深层肌肉刺激仪、全自动脉动治疗仪、经颅直流电刺激仪、负压治疗仪、振动治疗仪、水疗设备系列等。

在我国，理疗设备在康复医学科是必不可少的康复治疗设备之一，主要用于常见的炎症、痛症、慢性病、老年病的治疗和康复。对于神经、肌肉原因引起的瘫痪、骨关节病等配合运动疗法等训练能获得更好的效果。

（四）作业治疗室

作业疗法是通过有目的作业活动训练，帮助患者恢复有意义的生活方式和生活能力，使患者掌握日常生活技能，适应居家条件下的生活及在新的环境和条件下工作。常用的作业治疗设备如下。

1. 上肢及手作业器材 此类设备能辅助患者最大程度恢复手的运动和感觉功能，特别是手的功能性应用能力。常用设备包括砂磨板、插板、螺栓、手指肌训练器、前臂旋转训练器、握力器、捏力器、分指器、多功能手康复训练台、数字化上肢多功能系列训练系统、上肢康复机器人等。

2. 工艺治疗用器材 此类设备能防止患者功能障碍或残疾的加重，提高患者生活质量。常用设备包括黏土及陶器制作用具、竹编或藤编工艺用具、绘画、图案、书法用品用具等。

3. 职业技能训练用器材 此类器材的使用旨在使功能障碍者就业或再就业，促进其参与或重新参与社会。常用器材包括电脑、打字机、缝纫机、电子元件组装器材、制图用器材、木工器材、机械维修基本工具、纸盒加工器材等。

4. 日常生活活动训练器具 此类器具能协助功能障碍患者练习衣、食、住、行及个人卫生等基本动作和技巧。常用器具包括食具、厨房用具、家用电器、梳子、毛巾、上衣、裤子、模拟厕所和浴室设备、自助用具等。

5. 辅助器具 辅助器具的使用是为患者的生活自理提供一个有效和重要的帮助，以减少患者对他人的依赖。常用器具包括穿衣钩、穿袜器、魔术贴、万能袖套、腕支具、自动喂食器、轮椅式便池、洗澡椅、长柄刷、防滑垫、翻书器、敲键棒、沟通板、助听器等。

6. 认知训练用具 此类器具能协助作业治疗师帮助患者减少或克服认知与知觉障碍，帮助其重获日常生活及工作所需的技巧及技能，提高生活质量。常用设备包括不同大小形状的物体，照片、图画、各种色彩的卡片、纸张、笔墨、地图、火柴、积木、小球、胶泥、计算机辅助认知训练系统、智能虚拟现实训练仪等。

7. 环境控制系统　包括声控、气控系统。

8. 文娱治疗用具　文娱治疗用具因极具趣味性而深受患者欢迎。常用用具包括各种球类，如乒乓球、篮球、排球、足球，以及一些娱乐性器材如琴、棋、书、画、牌、体感游戏机等。

作业治疗往往与认知训练和文娱训练相结合，所以一般不必另设认知治疗室和文娱治疗室，文娱治疗还可利用户外进行活动。

（五）言语治疗室

常用设备包括听力计、录音机，语言评定用具也是言语治疗用具，如实物、图片、纸、笔、矫形镜、交流画板，以及计算机语言辅助训练系统等，有的与认知评定和治疗用具相同。有些科室还设有吞咽评估及治疗设备，如吞咽障碍电刺激仪、球囊扩张管等。言语治疗室应采用隔音设施。

（六）支具与假肢、矫形器室

支具、假肢、矫形器、辅助器具的板材，压力衣的材料，制作工具，调试工具。常用的一些支具与假肢、矫形器包括各类假肢，上肢、手腕及手指矫形夹板、上肢矫形器、下肢矫形器、脊柱矫形器，热塑性足部矫形辅具、足部矫形鞋垫制作系统。护具如腰围、颈托、护膝、肩吊带等。

以上设备在三级以上综合医院中规模较大、功能齐全的康复医学科是应基本配备的；二级以下医院的康复医学科可根据当地的需求和自身的条件，从中有选择性地购置，也可由假肢、矫形器专门制作部门的工程技术人员上门安装使用。

（七）传统康复治疗室

常用设备包括针灸用具，如毫针、三棱针、头皮针、针刀、艾灸盒、电针仪、刮痧板、火罐、中药熏蒸床、中药定向透入治疗仪、激光针灸治疗仪、微波针灸仪、低频脉冲针灸治疗仪等。

（八）康复仪器新技术、新进展

随着电子技术、计算机技术、图像分析技术等在医学领域的广泛应用，康复评定设备不断问世，专项的评定更具准确性。运动器械向着高精密检测、训练、评定一体化的方向发展。理疗仪器也向着门类齐全、品种多样、数字化、微机化、自动化、多功能、高质量的方向发展。如康复机器人（上肢康复机器人、下肢康复机器人、康复机械手、上肢双侧机器人、踝关节机器人）、情景模拟与现实互动康复系统、智能化运动控制系统等。先进的康复评定和治疗仪器设备大大地提高了康复治疗的效果。

—• 考试知识点总结 •—

—• 本章小结 •—

—• 协和云课堂…… 拓展练习及参考答案 •—

（赵长磊）

第八章　康复医学科诊疗工作常规

教学课件

学习目标

素质目标

具备康复医学诊疗常规工作严谨细致、认真负责的工作习惯。

知识目标

（1）掌握：康复治疗处方及康复治疗记录的内容；康复治疗室工作常规。

（2）熟悉：康复医学科的病历书写特点。

（3）了解：治疗室工作常规；分级分层管理及转诊常规。

能力目标

能书写康复评定记录、康复治疗记录等。

案例导入

【案例】

患者，女性，51岁。因左肩部疼痛伴左手肿胀1周到医院就诊。患者自诉3个月前无明显诱因突然出现左侧肢体不能动，家人送至医院，经相关检查后诊为脑梗死，行改善循环、降压、营养脑神经等治疗，病情逐渐稳定，遗留左侧肢体活动不利症状。近1周来，出现左肩部疼痛，被动活动时加重，左手肿胀，压痛（＋），无关节畸形。

【问题】

作为康复医师，请书写该患者的康复评定记录、康复治疗记录。

·核心知识拆解·

康复病历是针对康复治疗患者建立的具有专科特点的病历，特别强调以功能障碍和功能评定为中心，注重综合评估及三期评定。其病历的书写，要充分反映出康复医学的特点。康复治疗处方是康复医师向康复治疗师下达的康复治疗医嘱。康复治疗师要将执行医师处方医嘱后的情况做好记录。康复医学科分别遵循门诊接诊工作常规、病房管理工作常规。

第一节　康复医学科的病历和治疗处方书写常规

一、康复病历

康复病历是针对康复治疗患者建立的具有专科特点的病历，是对患者进行问诊、体格检查、功能评估、影像学检查、诊断、各种实验室检查、残疾评估和分析及康复治疗的综合记录，并附有各康复治疗室（运动治疗、物理因子治疗、作业治疗、言语治疗等）的专科记录和其他检查报告。完整的康复病历是医务人员正确地进行疾病诊断、功能评估、残疾分析、制订康复计划、监测康复效果、确定残疾人回归社会等问题的依据，也是进行康复科研、教学和临床经验总结的参考资料，是康复诊疗水平的反映。

（一）康复病历的特点

康复医学科的诊疗对象主要是有功能障碍、需要全面康复的残疾人，或具有功能障碍的慢性病老年病患者。与其他专科病历相比，康复病历也有其自身的特点。

1. 以功能障碍为中心　临床病历是以疾病为中心，而康复病历在明确了疾病的医学诊断后，更加重视疾病所引起的功能障碍。因此，在康复病历中应反映出功能的水平、功能障碍的性质和程度，并分析康复上需要解决的问题，制订康复方案。

2. 以功能评定为中心　康复病历要对运动、感觉、言语、心理和生活、学习、工作的活动功能作出详细的评定，尤其重视评定残余的功能，以估计康复的潜力，并拟定功能康复的措施。

3. 注重综合评估　康复的目标是要让患者全面地从医学上、教育上、职业上和社会上得到康复。因此，康复病历的内容应全面反映出患者的生活方式、职业情况、社会生活、心理状态等方面，并对此进行全面、综合的评估，关注疾病或残疾对患者生活、上学或就业的影响。此外，因为残疾人在生活中需要借助轮椅、假肢等辅助器具，对这些用品用具的情况也需加以记录。

4. 重视三期评定　完整的康复病历应包含有三期评定的内容。通常入院患者都应接受三期评定，即初期评定、中期评定、末期评定。评定主要是对患者进行全面的功能评定，应由康复小组通过分工合作、共同完成对患者的综合评定任务。

（二）康复病历的分类

康复病历有不同的分类方式，按医疗部门分为住院康复病历、门诊康复病历、社区康复病历，按病历性质分为综合康复病历、分科康复病历（表8-1）。

表8-1　康复病历的分类

分类方式	种类	使用部门	填写人
按医疗部门分类	住院康复病历	医院、康复中心等住院部	康复医师及治疗组成员
	门诊康复病历	康复门诊	康复医师及治疗组成员
	社区康复病历	社区康复站	社区康复医务人员
按病历性质分类	综合康复病历	康复门诊、康复住院部	康复医师及治疗组成员
	分科康复病历	PT、OT等康复治疗科室	康复治疗师

（三）康复病历的内容

康复病历主要包括对患者进行问诊、体格检查、功能评定、各种实验室检查、影像学检查、临床诊断、康复诊疗计划等方面。住院病历书写的具体内容与要求如下。

1. 一般资料　包括姓名、性别、年龄、婚姻、职业、籍贯、民族、住址（或工作单位）、入院日期、记录日期、病史陈述者（如患者不能自述病史时，还要记录陈述者与患者的关系）及可靠性等。

2. 主诉　患者就诊时最主要的症状、功能障碍及主要伴随症状，以及这些症状持续的时间。如疼痛或感觉异常（双下肢疼痛、麻木），功能障碍（右侧肢体无力），形态的改变（关节肿胀或肌肉萎缩）等。用简明扼要的文字进行概括，通常不超过20个字。如脑卒中偏瘫的患者的主诉是“脑出血后左侧肢体无力、活动困难半个月”。腰椎间盘突出的患者主诉是“腰痛伴右下肢疼痛、麻木10天”。简明扼要的主诉，可以提示是哪个系统的疾病，疾病的性质如何，如有功能障碍往往与慢性病、外伤等有关，产生功能障碍最常见于骨关节与肌肉系统、神经系统及心血管系统。

3. 现病史（病残史）　包括疾病史及残障史。应围绕主诉，叙述疾病、损伤或残疾发生的时间、诱因和原因、经过、演变、诊治过程及目前状况。与一般病历所不同的是，康复医学科的病历要侧重描述以下几个方面。

（1）身体伤病的原发部位及由此造成功能障碍的部位及时间。

（2）功能障碍的内容、性质和程度。

（3）功能障碍对患者日常生活和社会生活方面产生的影响，包括交流、进食、修饰、洗澡、如厕、穿衣、床上活动、行走、上下楼等内容。从这些方面判断患者日常生活活动能力，从而为制订整个康复治疗计划和判断预后提供可靠依据。

（4）疾病的趋势与以往诊治的情况。病情是稳定不变、逐渐加重、减轻，是时好时坏还是治愈，以及以往的临床检查、诊断和功能评定、是否接受过康复治疗、效果如何等，这些对本次的诊断和了解残疾的发展及预后的评定也有帮助。

4. 过去史　指患者过去的健康情况及患过何种疾病，主要包括神经系统、骨关节与肌肉系统、心血管系统、呼吸系统等。重点记录与现在疾病的病情相关的病史，如外伤史、手术、中毒及输血史过敏史等，以便了解患者之前的基础功能水平。

5. 系统回顾 在标准的系统回顾病史中，康复医学科医师应着重神经系统、心肺系统和肌肉骨骼系统疾病的回顾。

6. 个人史 包括精神状况、生活方式、饮食习惯、嗜好、文化程度、专业、工作经历、收入、居住条件等。详细的个人史有助于了解患者康复治疗的依从性，制订患者康复治疗的计划和康复目标，并有助于对患者是否重返家庭或重返工作岗位等进行咨询和指导。

7. 月经生育史 月经史、婚育史。

8. 家族史 了解家族遗传病史、家族成员的构成、健康情况、经济情况等。

9. 心理社会史 目的是收集有关病人环境的信息来确定社会对疾病的影响。由于病残者往往有不同程度的心理负担，所以掌握患者的心理状态可以为有针对性的心理治疗奠定基础。另外，还应了解患者家庭的住房结构、卫生设施、周围环境、交通状况、邻里关系及附近医疗和福利设施等情况。

10. 体格检查 应包括临床体格检查的全部内容，重点注意以下方面。

（1）外表及生命体征：身体的姿势、有无畸形、精神状态、营养发育、体温、脉搏、呼吸、血压是否正常、体重的变化等。

（2）皮肤及淋巴结：皮肤颜色，有无局部红肿、淤血、破溃、压疮、瘢痕等；淋巴结有无肿大，压痛、质地如何；肢体有无淋巴水肿、血管神经性水肿，有无凹陷性水肿等。

（3）头部：有无畸形、瘢痕等。

（4）眼部：视力情况，是否佩戴合适的眼镜，视野是否缺损。良好的视力有利于康复训练和各种技巧的学习。

（5）耳：听力是否正常。

（6）口、咽部：牙齿排列是否整齐，有无义齿，颞颌关节活动度，舌的运动、发音和吞咽活动是否正常等。

（7）呼吸系统：胸廓有无畸形，呼吸运动及肺通气功能是否正常，咳痰能力。

（8）心血管系统：心功能是否正常，末梢循环情况，有无静脉曲张及动脉阻塞等。

（9）腹部：腹部有无压痛、包块、腹水等，腹腔内器官有否肿大。

（10）泌尿生殖系统和直肠：有无大小便失禁或潴留，括约肌功能是否正常。

（11）骨关节与肌肉系统：该部分是康复医学科病历体检的重点。应注意记录骨关节的外形有无异常，是否对称，关节有否红肿疼痛，活动是否受限，有否异常活动。肌肉有无萎缩或肿胀、肢体周径等，如有残肢，应记录残端皮肤是否正常、残肢长度、水平、形状、功能状态等，脊柱有否畸形、压痛，坐姿、行走时的步态等。

（12）神经系统：该部分也是康复医学科体格检查的重点，包括患者的神志、高级神经活动、颅神经检查、肌力、肌张力、深浅感觉、平衡、共济运动、腱反射、病理征、脑膜刺激征等。

（13）专科检查：重点说明与此次疾病有关的体征、功能障碍的部位及其相关部位的功能状态。

11. 功能评定 根据不同的疾病和功能障碍进行评定。如脑卒中患者伴有偏瘫和失语症应进行偏瘫功能评定、日常生活活动能力的巴塞尔指数评定、功能独立性测量量表（FIM）、言语功能评定。骨关节、肌肉或周围神经疾病应进行关节活动度、肌力评定，脊髓损伤应进行感觉功能、运动功能等专项评定。专项评定有助于康复目标与治疗计划的拟订和疗效的评估。进行专项评定，应另外填写评定表格。

12. 康复诊断　康复诊断包括致残性疾病诊断（定位、定性）、功能诊断（残损、残疾、残障）和伴随疾病等内容。

13. 康复诊疗计划　根据患者的康复诊断，对存在有临床症状的应做相应的医疗处理，如高血压患者进行降压治疗，感染患者进行抗感染治疗，血糖升高患者需控制血糖等。但康复患者主要还是针对其主要的康复问题、功能障碍情况及残存的能力，确立短期和长期的康复目标，制定相应的康复治疗计划和治疗方法。

门诊病历按照门诊病历规范要求，其内容应包括主诉、现病史、既往史、查体和专科情况（康复治疗处方应重点描述功能障碍的主要表现）、相关辅助检查的结果、诊断、处理方法（包括临床用药及康复处方）等。

二、康复治疗处方

（一）治疗处方的意义

康复治疗处方就是康复医师向康复治疗技师下达的康复治疗医嘱。康复处方是完成各项治疗的依据，在处方中应有诊断、治疗目的和具体实施方法，如治疗部位、治疗种类、剂量、时间、频度、次数、强度及注意事项等。治疗处方能为治疗和管理提供永久记录，在以后的治疗和疗效评定中作为参考依据。

（二）治疗处方的种类

康复治疗的种类较多，所以康复治疗处方的种类也很多，可归纳为以下几种。①运动疗法处方。②物理因子治疗处方。③作业疗法处方。④言语疗法处方。⑤心理疗法处方。⑥牵引疗法处方。⑦推拿按摩处方。⑧中医传统疗法处方。⑨假肢、矫形器、支具处方和轮椅处方等。

（三）治疗处方的内容

1. 患者一般情况（姓名、性别、年龄、病案号）。
2. 病史摘要。
3. 诊断与康复评定的结果。
4. 治疗目的。
5. 疗法名称，用全称或统一代号。
6. 治疗部位，体表部位或器官名称。
7. 治疗方法，电极面积、形状、放置方法、固定法或移动法等。
8. 治疗剂量，所用剂量大小，如紫外线用生物剂量表示，高频电用无热量、微热量、温热量表示。
9. 治疗时间、频率、次数和疗程。
10. 注意事项。

11．医师签名。

12．开具日期。

由于康复治疗的种类各异，治疗的目的和要求也不同，所以各种处方的具体要求也有不同。如物理因子治疗处方中的电、光、声、磁、水、蜡等治疗应注明电极大小、电流量、刺激强度、照射距离、声头位置、磁场强度、温度等。牵引疗法应写明牵引的重量方式、时间、角度等。运动疗法、作业疗法、言语疗法等也都有不同的具体要求。

三、康复治疗记录

康复治疗记录是治疗师执行医师处方医嘱情况的记录。每次给患者治疗后记录能很好地观察患者治疗的情况及治疗后的反应，同时也能反映治疗师的工作量，对科研的基本数据和资料的收集也有非常重要的作用。记录的内容与要求如下。

1．治疗单上应填写患者的姓名、性别、年龄、科别、床号、病历号等，以便核对、统计和归档等。

2．记录的内容为治疗次数、日期、部位、方法、剂量、时间、特殊反应（如局部有肿胀、烫伤、过敏反应，以及心率、呼吸、脉搏、血压等全身反应等）。

3．疗程结束后可进行疗效的评定，同时可进行一些专项指标的观察与记录。

4．治疗师签名。

治疗记录可附于处方的后面或与处方相连，方便执行与观察，也可单独一页。

第二节　康复医学科门诊、治疗室工作常规

微课：
康复医学科诊疗工作常规

一、门诊接诊工作常规

康复医学科门诊医师接受门诊或转诊患者，应认真询问病史、进行体格检查、必要的实验室检查和影像学检查，经过分析作出明确诊断后，确定康复治疗方案。按上述的步骤在门诊病历上书写和记录，包括处置方法和康复科治疗项目。然后填写治疗单，请患者交费后到相关治疗室进行治疗。需要住院的患者予以办理相关手续收入病房。不适宜进行康复治疗的应转诊。

康复医学科门诊也可以接受临床各科医师确诊后需要进行康复治疗的患者，一般由该科医师在门诊病历上写明诊断和转诊意见，嘱患者挂号后到康复医学科就诊，经康复医学科医师接诊作相应的检诊后，确定康复治疗方案后到相应治疗室治疗等，步骤同上。

门诊患者若中途停止治疗1周以上，须经本科医师复查，确定是否按原方案或重新制订治疗方案进行治疗。

治疗师接到治疗单后做出相应的记录，具体安排治疗时间，给患者进行治疗。

疗程完成后，治疗师应对治疗效果进行初步的评定，并请患者到本科门诊医师复查，以决定是

否继续进行治疗。

本科医师应对接受治疗的患者定期复查，了解治疗效果及病情变化等，修改治疗方案，并将复查情况做出记录。

二、治疗室工作常规

1．治疗师按时上班，做好开诊前准备工作，如备好评定或治疗用的仪器设备、电极、衬垫、用具与材料，打开设备的预热开关等。

2．治疗前检查机器电源是否正常，电流表和各输出旋钮是否处于零位，输出导线有无破损。

3．治疗前应仔细核对患者姓名、治疗种类、方法、部位、剂量，按照医嘱及治疗要求进行治疗，并向患者交代治疗中应有的感觉反应及注意事项。

4．治疗过程中注意观察患者反应，理疗过程中经常巡视、了解情况，发现问题及时处理。

5．小儿治疗注意事项如下。

（1）消除患儿恐惧心理，使患儿安静，取得合作，必要时先示范诱导。

（2）电极大小适宜，并用固定带或绷带固定。

（3）操作细致，注意患儿表情。

（4）小儿治疗剂量略小于成人。

6．严格执行各种治疗操作常规，防止医疗事故或医疗差错的发生。

7．患者治疗结束后，做好各种治疗记录。

8．工作完毕、下班前，应关好仪器设备，切断电源，并注意关好门窗、水电等设施。

9．对各种仪器与设备、用品、药品应分工负责管理，定期检查、领取、更换、维修与保养、报废等。

第三节　分层分级管理及转诊

一、分层分级管理

2012年卫健委印发《“十二五”时期康复医疗工作指导意见》，指出要初步建立分层级、分阶段的康复医疗服务体系，逐步实现患者在综合医院与康复医院、基层医疗卫生机构间的分级医疗、双向转诊。明确不同层级康复医疗卫生机构定位，实现分层级医疗、分阶段康复。

（一）分层管理

分层管理包括综合医院的康复医学科管理、康复中心管理、社区管理三层。

1．康复医学科　为综合医院或专科医院的一个独立的临床科室，设有康复病房、康复治疗室和康复门诊。任务是接受转诊患者，如来自临床各科室和社区的患者，康复门诊还需随访康复病房出院患者。

当急性伤病或术后患者的生命体征稳定时，应及时开展早期康复，所以综合医院的康复医学科的主要工作是开展急性伤病的早期康复。康复医学科一方面将符合指征的患者收入康复医学科病房，另一方面与其他临床科室合作，派出康复医学治疗组到其他科病房开展早期康复。

康复医学科开展评定与治疗，应具有较完善的功能评定设备和功能训练的设施。康复医学科与康复医疗中心、社区卫生服务中心建立起康复医学网络，及时把完成早期康复的患者送入康复中心或社区，使患者能继续得到康复服务。

康复医学科既要承担教学、科研的各项任务，还要负责指导和培训康复医疗中心和社区卫生服务中心的康复医学工作人员。

2. 康复中心　为一独立的康复治疗机构，设有康复病床，附属有康复医学门诊部。康复中心一般建于自然条件较好的地方，康复设施较完善，包括系统的功能测试设备、康复治疗设备和各种康复治疗室。由康复师、有关学科的临床医师、物理治疗师、作业治疗师、心理治疗师、言语治疗师、康复工程技术人员等组成康复治疗组，为患者进行临床诊断，功能评定，制订康复计划，进行综合的康复治疗。部分康复医疗中心也承担康复医学的教学和科研任务。康复中心可以综合性的兼收各科康复患者，也可以是专科性的，如脑瘫康复中心、骨科康复中心、脑血管康复中心、心肺疾病康复中心、脊髓损伤康复中心、精神病康复中心等。康复中心与综合医院各临床科室和社区卫生服务中心有紧密的合作和联系。其绝大多数康复住院患者来自这些综合医院，一小部分患者来自社区卫生服务中心。

3. 社区康复　社区是指患者居住地区，如农村的乡镇、村二级地区，城市中的街道、居委会。社区康复是指在社区的层面上采取的康复措施，这些措施是利用和依靠社区的人力资源而实施的，包括依靠有病损、弱能、残障的人员本身，以及他们所在的家庭和社区。无论是综合医院或是康复医疗中心出院的患者，仍有相当一部分需要社区层次的康复机构继续治疗。

（二）分级康复

分级康复包括一级康复、二级康复、三级康复。

1. 一级康复——疾病的早期康复　一级康复是指患者早期在医院急诊室或相关科室的常规治疗及早期康复治疗。如脑卒中患者发病后急性期康复治疗按治疗指南进行，在急性期预防脑卒中再发和并发症是最重要的，鼓励患者建立信心，重新开始自理活动。初期评定侧重于病情严重程度的评价、并发症的评价和预防、功能残疾的评价等。

早期康复多在发病后2周以内开始。如脑卒中患者卧床期，应进行关节被动活动，良姿位摆放，保持早期床边坐位和坐位平衡训练。治疗后如果患者能够痊愈，或者出院后只需要康复指导，可在家庭或社区进行康复训练。当患者生活自理困难，日常生活大部分需要其他人帮助时，或者出院后得不到康复指导或社区康复训练，建议患者转移至康复医学科或专门的康复中心继续进行康复（图8-1）。

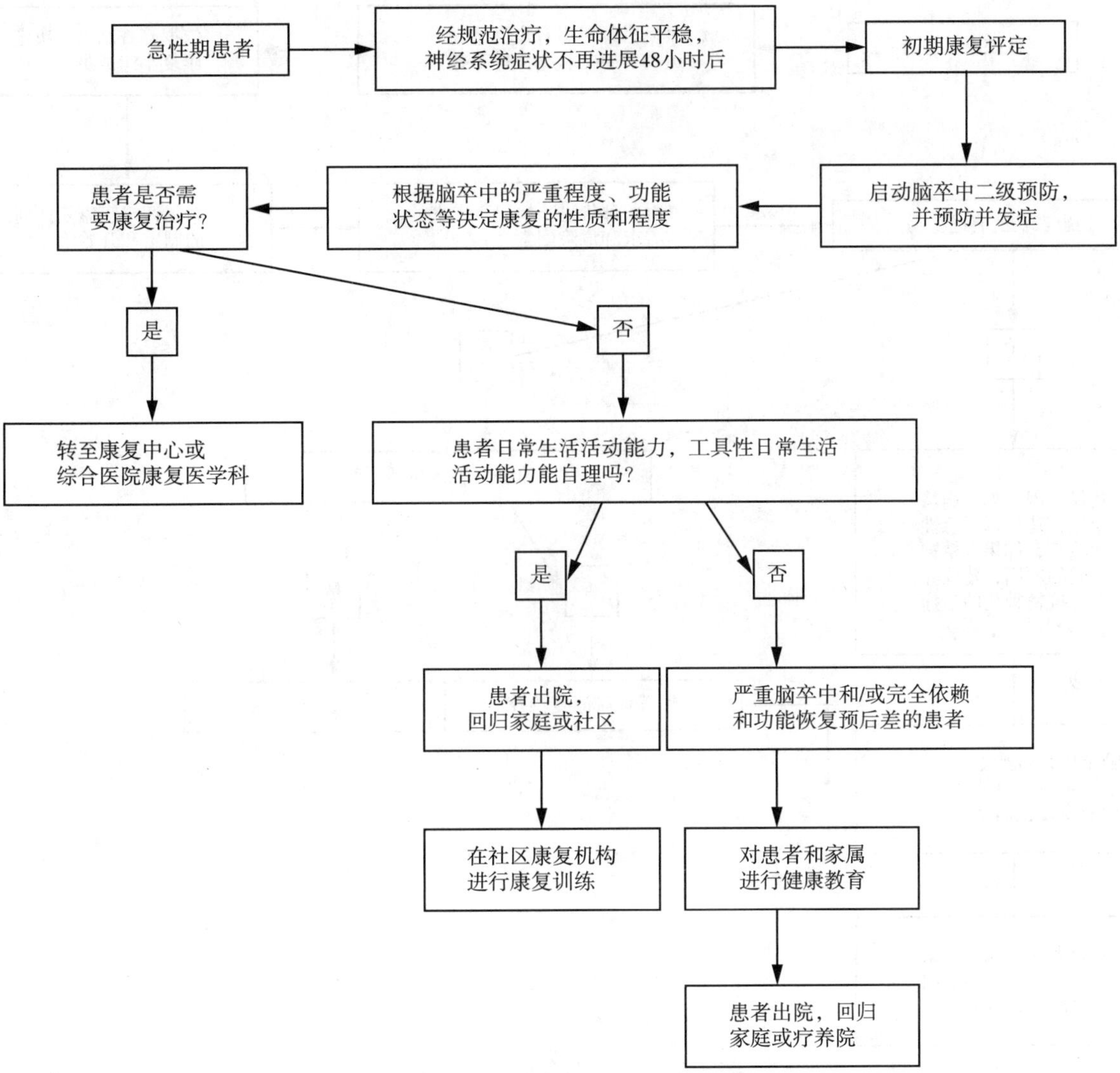

图8-1 以脑卒中为例的一级康复

2. 二级康复——恢复期的康复 二级康复一般在综合医院的康复医学科或康复中心进行。患者转入综合医院的康复医学科或康复中心后，最初由康复医师采集病史，对患者进行全身检查和功能评定，对运动、感觉、交流、认知、ADL 等进行筛查。依据筛查结果，决定康复小组成员。康复小组成员履行其责，对患者进行评定，然后召开康复小组评定会，根据患者的整体情况制订康复计划，并开始实施治疗。如脑卒中患者二级康复的训练内容主要是坐位平衡、体位转移、重心转移、跨步、日常生活能力（进食、更衣、排泄等），以及全身协调性训练、站位平衡、实用步行、手杖使用及上下楼梯等。经过一段时间的功能训练，再次对患者进行康复效果评价。如果效果不好，要查找原因，以便决定下一步措施。如果患者治疗有效且已为回归社区做好了准备，可进入社区进行康复。如果仍不能回归社区，建议继续住院康复治疗（图8-2）。

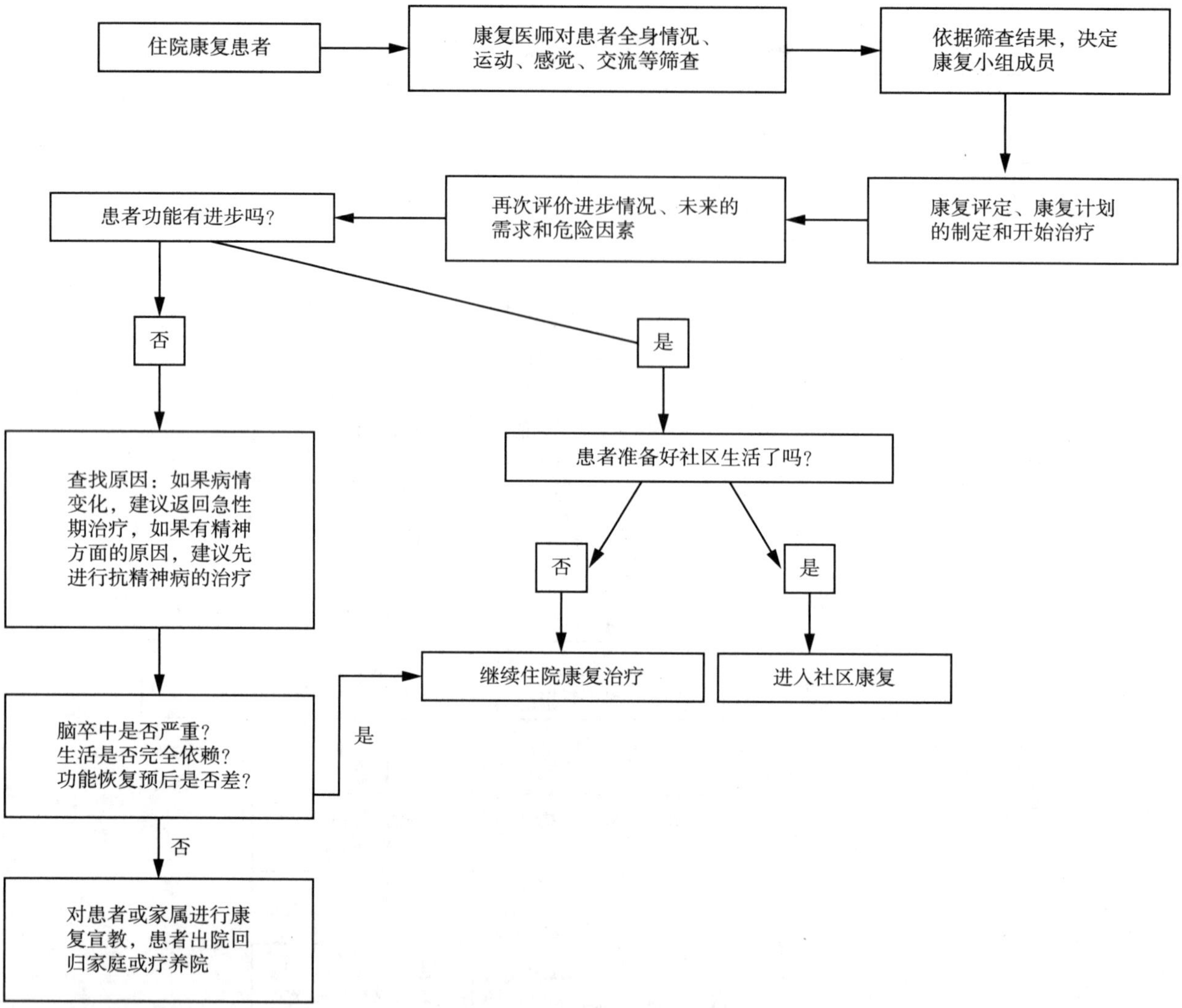

图8-2　以脑卒中为例的二级康复

3. 三级康复——社区康复　三级康复是指在社区或家庭中的继续康复治疗。患者经过一段时间专业康复后，如果可以进行社区生活，就可以考虑让患者出院。在条件允许的情况下，社区康复医师应亲自参加专业康复后的末期评价，康复医师应对患者诊治经过有一个总结和评价，明确出院后的康复治疗计划。社区康复医师在二级康复的基础上，根据患者居住环境条件制订康复计划，并负责实施治疗。如果患者功能恢复到平台期，可以让患者在家中进行常规的锻炼以维持功能。如果患者功能仍有改善的空间，建议再次评价患者的功能，制订新的康复计划并继续康复治疗（图8-3）。

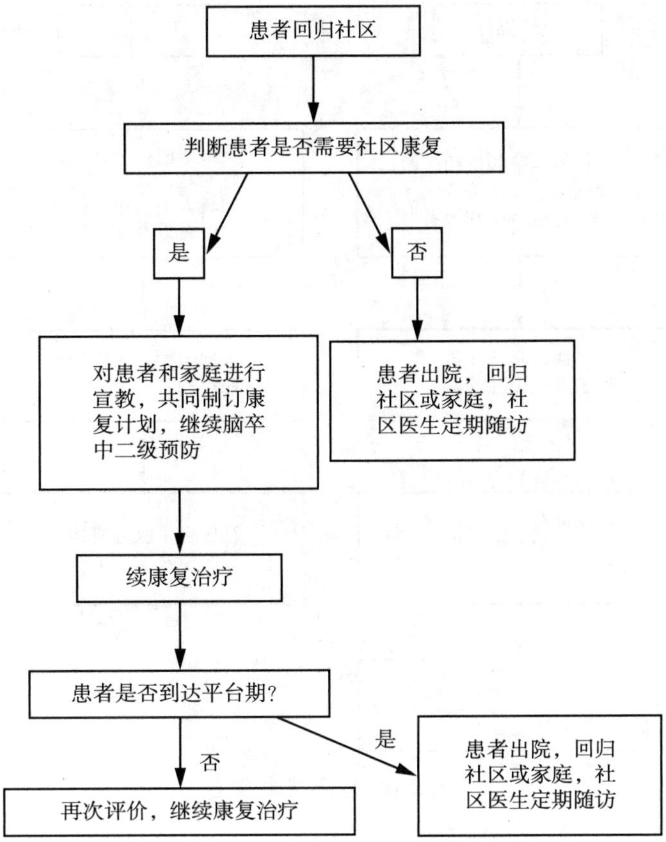

图8-3　以脑卒中为例的三级康复

二、转诊

（一）转诊流程

我国正在建立的分级诊疗制度，既要发挥大医院作用，也要重视社区卫生服务的重要性。要做到小病在社区，大病进医院，康复回社区，这就需要建立方便可行的双向转诊制度。三级甲等医院作为社区卫生服务中心的对口支援单位，应建立双向转诊制度，并为社区康复提供技术支持。在三甲医院经过康复治疗的患者能够及时转回社区康复中心，得到有效的后续康复治疗，同时社区中心的疑难康复患者也能够及时转诊至三甲医院进行有效治疗。医院和社区医疗康复双向转诊流程见图8-4。三级甲等医院康复医学科派遣康复专家到对口社区中心出诊、指导工作，根据需要派有关专家会诊讲课，免费接受该社区中心的康复医护人员进修和参加业务学习，使他们的理论知识和实践技能有所提高，增强信心，在社区康复中发挥应有的作用。

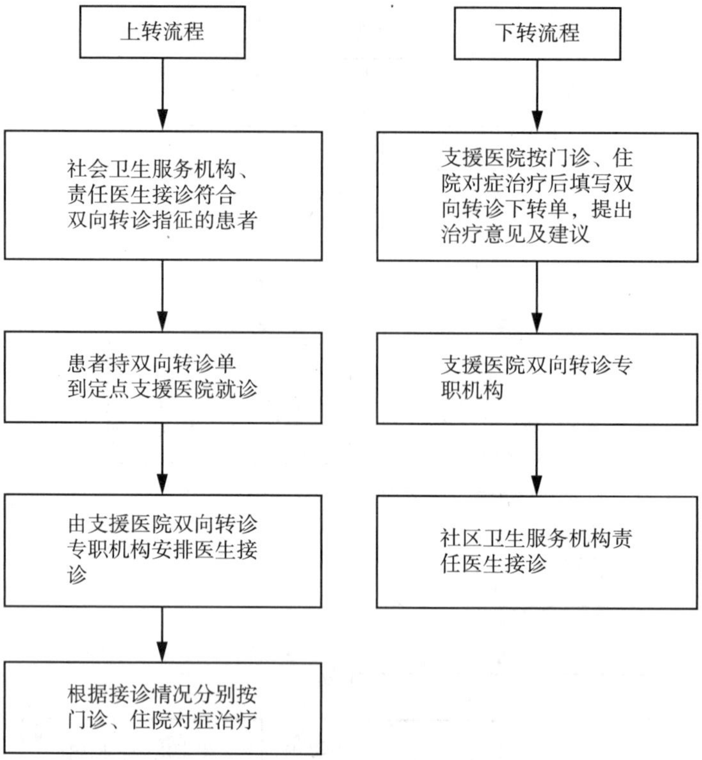

图8-4　双向转诊流程

（二）转诊中所涉及的问题

1. 提高居民的社区康复意识　许多居民不愿意到社区进行康复，其中部分原因是他们对于康复医疗服务的认知程度不高，所以应扩大宣传以提高社区康复的知晓率。

各社区中心和社区卫生服务站要充分利用宣传日，请有关专家在辖区进行宣传，开展相关康复知识讲座，如脑卒中、骨关节病等常见疾病防治。利用居民健康教育大课堂，向居民讲授脑卒中的康复治疗、腰痛的康复治疗、骨性关节炎的自我保健等相关内容，并发放健康教育宣传材料。各社区站定期进行康复健康教育课，内容包括康复器材的使用、脑卒中恢复期的康复、肢体的摆放、腰痛的康复训练、颈椎病的康复训练、脑卒中的康复及预防等。

2. 康复网络信息共享平台　在社区康复的发展过程中，网络信息化的快速发展起到了重要的推动作用。康复网络信息共享平台既便于各社区卫生服务中心和社区卫生服务站对辖区内的患者进行疾病分类管理、流行病学调查、健康宣教等，同时也可以进行各康复医疗机构之间的实时信息交流、远程会诊、疑难病例讨论等，为快速地进行疾病的诊断及制订合理的治疗方案、提高专业人员的知识水平以及双向转诊创造了便利条件。

在信息共享平台开展的同时，还应当开设健康咨询平台，由相关专业人员与患者进行互动交流，可以有效简化患者的就诊程序，减少患者转移至大医院的交通成本，提高便利性，减低医疗费用，特别是对于生活在农村地区的有康复需求的人群尤为重要，可以让人群获得有用的健康相关知识，加强自我管理。

—• 考试知识点总结 •—

—• 本章小结 •—

—• 协和云课堂……　拓展练习及参考答案 •—

（徐娜娜　赵秀蕊）

参考文献

［1］艾坤，张泓，刘琼，等.我国中医康复学专业建设及人才培养的思考［J］.中国高等医学教育，2021，8（06）：15-17.

［2］陈卫，李海涛，王秀英，等.浅谈康复医学科规范化建设与康复流程的实施［J］.中国卫生产业，2019（08）：127-128.

［3］程洪.智能康复产业进展与趋势［J］.经济，2023（08）：58-61.

［4］傅凌莉，常见疾病康复手册［M］.重庆：重庆大学出版社，2023.

［5］葛海青.中医康复门诊开展预约诊疗服务对护理工作质量的提升作用［J］.中医药管理杂志，2023，31（14）：189-191.

［6］国家职业分类大典修订工作委员会.中华人民共和国职业分类大典（2022年版）［M］.北京：中国人力资源和社会保障出版集团有限公司，2022：2-4，41-43，116.

［7］黎惠贞.二级预检分诊管理模式在改进门诊质量管理中的应用效果［J］.中国当代医药，2020，27（14）：178-180，184.

［8］李颢.康复治疗中的医学伦理［J］.中国医药导报，2010，7（32）：144-145.

［9］李慧，范怡清.大健康视域下中医康复医学的优势与发展趋势［J］.中国中医药现代远程教育，2023，21（06）：198-200.

［10］吕杰，韩甲，张夏静，等.新形势下康复工程专业人才培养路径探讨［J］.中国继续医学教育，2025，17（10）：14-15.

［11］孟丽君，吴世彩.践行康复伦理促进康复事业发展［J］.中国康复理论与实践，2021，27（2）：237-242.

［12］沈书泓.基于OBE理念的康复医学概论课程混合式教学研究［J］.科学咨询，2023（23）：102-104.

［13］孙启良，周谋望.中国康复医疗服务体系的发展历程［J］.中国康复医学杂志，2019，34（7）：753-755.

［14］唐跃中，陈雯，周大双，等.平行病历在安宁疗护团队化服务中的应用［J］.中国医学伦理学，2021，34（8）：1010-1013，1028.

［15］席家宁，周明成.康复机构管理指南［M］.北京：人民卫生出版社，2023.

［16］徐慧.康复医学科的规范化建设与康复流程设置［J］.中医药管理杂志，2020，28（18）：58-59.

［17］燕铁斌，敖丽娟.中国康复医学教育体系的构建与发展历程［J］.中国康复医学杂志，2019，34（8）：881-884.

［18］燕铁斌，陈文华，冯珍，等.康复治疗指南［M］.北京：人民卫生出版社，2020.

［19］赵斌，陈鸿宇，高源.发展高质量残疾人职业教育：我国特殊教育未来工作重点之一——基于28省“十四五”特殊教育发展提升行动计划的政策分析［J］.中国特殊教育，2023（4）：3-9.

［20］周谋望，杨延砚.强化康复医学教育，促进康复医学发展［J］.中国康复医学杂志，2023，38（3）：289-290.

［21］朱力宇，胡晓凡.联合国教科文组织《人工智能伦理问题建议书》的借鉴启示及其中国贡献——以人权保障为视角［J］.人权研究，2022（4）.